盆衡术骨平技

齐鸿　邓宁◎主编

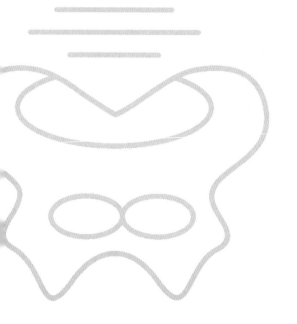

华夏出版社
HUAXIA PUBLISHING HOUSE

编委会名单

主　编　齐　鸿　邓　宁

副主编　周清泉　杨嘉旗

绘　图　王慧倩

主编简介

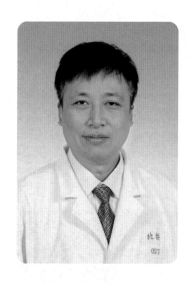

齐鸿　男，1966年11月出生，主任医师。幼时因眼疾失去了视力，通过不懈努力，以优异的成绩考入长春大学特殊教育学院针灸推拿专业，成为我国第一批残疾人大学生。1985年大学毕业后到北京按摩医院工作，工作期间考取了北京中医药大学硕士研究生并顺利毕业，成为我国第一位视障硕士研究生。

　　现任中国盲人按摩学会理事，北京联合大学、长春大学兼职教授。先后师从著名推拿专家洪学滨、王建成等名师。承担我国"十一五""十二五"重点专病专科建设工作及多项科研课题。

　　编写了《轻松按摩保健康》《中国按摩全书》《按摩手册》等著作。曾在国家级、省部级刊物上发表了多篇专业论文，多次在国际、国内盲人按摩学术论坛上做大会发言。被中国残疾人联合会（中国残联）评为"十一五"优秀专业人才，被北京市中医管理局授予"第二届首都群众喜爱的中青年名中医"称号。

　　他说："人生最大的灾难，不在于过去的创伤，而在于把未来放弃。"从医30余年，接诊治疗患者20多万人次，兼学并蓄各家之长，精益求精，传承技术，因材施教，带教百余名学生，用自己的双手回报全社会对残疾人的关爱。

　　通过不断探索，反复实践，认真体会，提出筋伤科疾病的治疗要注重"筋骨辨证"，认为筋与骨在生理上相互依存，在病理上相互影响，骨不正则筋不舒，筋不舒则骨不正，故在临床实践中讲求临证思维，深思细辨，审证求因，松筋与整骨并重，理论与实操并重，才能取得满意疗效。在骨盆与脊柱相关疾病及各种急慢性软组织损伤的治疗中，认为很多急慢性疼痛都与骨盆的失衡具有相关性，通过几十年的临床实践总结出一整套治疗方法。

　　身为一名残疾医生，怀揣一颗炽热医者心，投身残疾人事业、健康中国事业、弘扬祖国传统医学事业，不忘初心，砥砺前行。

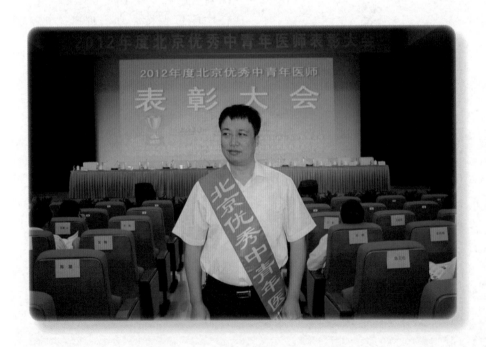

邓宁　女，主任医师，师承首都名老中医、针灸专业腹针名家王丽平主任。现任北京中医协会理事、北京针灸学会理事；中国针灸学会针推结合专业委员会委员、中国针灸学会腹针专业委员会委员、中华中医药学会医院管理分会委员。北京按摩医院"十一五""十二五""十三五""十四五"国家中医药管理局推拿重点学科负责人。申请并承担了器械辅助推拿技术协作组的牵头工作，制订并录制操作方案，形成临床规范操作文本；参与

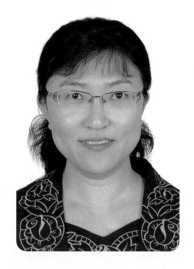

11 项全国推拿专业协作组的病种临床验证工作。

　　从事中医临床诊疗工作 30 余年，擅长运用针灸、拔罐、针刀闭合性手术、关节穿刺术、骶管疗法等多项技术操作，并将针药结合，积极开展中医医疗技术的临床验证工作，牵头制订了颈椎病、腰椎间盘突出症、膝骨关节病等优势病种中医诊疗方案，制订康复评定量表，使得技术方案得到不断优化，提高临床疗效。对基层医院的学科专业发展，发挥了传、帮、带的示范作用。

目　录

第一章　骨盆的解剖 ·· 1

　第一节　骨盆的形态和结构 ······················ 1

　　一、骨盆的形态 ··································· 1

　　二、骨盆的分界 ··································· 2

　　三、骨盆的骨与骨连接 ························· 3

　第二节　骨盆相关软组织 ························· 14

　　一、附着在骨盆周围的肌肉 ················· 14

　　二、髂嵴上附着的其他重要软组织 ········· 21

　第三节　骨盆相关神经、血管和筋膜 ········· 24

　　一、骨盆部的神经 ······························ 24

　　二、骨盆部的血管 ······························ 33

　　三、骨盆部的筋膜 ······························ 36

　第四节　骨盆相关体表标志 ····················· 40

　　一、腹部标志 ····································· 40

　　二、腰骶（尾）部标志 ························· 41

　　三、体表投影 ····································· 43

第二章　骨盆的生理功能和生物力学特征 ····· 44

　第一节　连接脊柱与下肢 ························· 44

　第二节　保护内脏 ································· 45

　第三节　参与运动 ································· 46

　第四节　骨盆的生物力学特征 ················· 49

第三章 骨盆失衡的概念与常见症状 ·············· 51

第一节 骨盆平衡的概念 ···················· 51
一、骨盆的外平衡 ·························· 52
二、骨盆的内平衡 ·························· 53

第二节 骨盆平衡的重要性 ················ 54

第三节 骨盆失衡的症状 ·················· 57
一、典型症状 ···························· 58
二、骨盆失衡状态 ························ 63
三、骨盆失衡常见临床分型 ·············· 66

第四章 骨盆失衡的原因 ···················· 69

第一节 自身因素 ························ 69
一、不良坐姿站姿 ························ 69
二、骨盆周围肌肉缺乏锻炼 ·············· 69
三、运动过度 ···························· 70

第二节 外界因素 ························ 70
一、外伤 ································ 70
二、高强度工作劳累 ···················· 70
三、过度使用特定的肌肉 ················ 71

第三节 力学因素 ······················ 71

第五章 骨盆失衡的诊断方法 ·············· 73

第一节 理学检查 ······················ 73
一、问诊 ································ 73
二、专科检查 ···························· 76
三、特殊检查 ··························· 109
四、叩诊 ······························ 121

第二节　影像学检查 …………………………………………… 122

一、骨盆 X 线片标准投照方法及临床意义 ………………… 122

二、骨盆 CT 标准投照方法及临床意义 …………………… 123

三、骨盆 MRI 标准投照方法及临床意义 ………………… 124

第六章　骨盆失衡的手法治疗 …………………………… 125

第一节　手法治疗原则 ……………………………………… 125

一、筋骨辨证，全面诊断 …………………………………… 125

二、治疗过程，检查评估 …………………………………… 126

三、判断分型，选取手法 …………………………………… 126

第二节　松筋手法 …………………………………………… 126

一、松筋八法 ………………………………………………… 126

二、常用肌肉松解手法 ……………………………………… 130

第三节　骨盆局部关节复位手法 …………………………… 134

一、骶髂关节复位的基本原则 ……………………………… 134

二、骨盆关节复位手法 ……………………………………… 136

第四节　治疗骨盆失衡的脊柱调整手法 …………………… 151

一、坐位腰椎旋扳法（图 6-4-1） ………………………… 152

二、坐位腰椎牵扳法（图 6-4-2） ………………………… 152

三、俯卧扳肩压腰法（图 6-4-3） ………………………… 153

四、俯卧胸椎冲压法（图 6-4-4） ………………………… 153

五、坐位胸椎顶扳法（图 6-4-5） ………………………… 154

六、坐位胸椎牵扳法（图 6-4-6） ………………………… 155

七、仰卧胸椎冲压法（图 6-4-7） ………………………… 156

八、俯卧颈椎推扳法（图 6-4-8） ………………………… 156

九、俯卧颈椎斜扳法（图 6-4-9） ………………………… 156

十、坐位颈椎牵扳法（图 6-4-10） ……………………… 157

第七章　骨盆失衡的常用康复训练 ················· 158

第一节　骨盆的合理使用 ····················· 158

一、端正的坐姿 ·························· 158

二、合适的穿着 ·························· 159

三、控制同一姿势或动作持续的时间 ··········· 159

四、合理的运动形式、强度和时机 ············· 160

第二节　骨盆的康复锻炼 ····················· 160

一、骨盆前倾的锻炼 ······················ 161

二、骨盆后倾的锻炼 ······················ 162

三、注意事项 ·························· 162

第八章　与骨盆相关的软组织损伤及疾病 ··········· 163

第一节　髂腰韧带损伤 ······················ 163

一、病因病机 ·························· 163

二、临床表现 ·························· 163

三、诊断要点 ·························· 164

四、手法治疗 ·························· 164

五、注意事项 ·························· 164

第二节　第三腰椎横突综合征 ··················· 165

一、病因病机 ·························· 165

二、临床表现 ·························· 165

三、诊断要点 ·························· 166

四、手法治疗 ·························· 166

五、注意事项 ·························· 166

第三节　腰椎管狭窄症 ······················ 166

一、病因病机 ·························· 167

二、临床表现 ………………………………… 167

三、诊断要点 ………………………………… 168

四、手法治疗（骶骨前倾腰曲增大型）………… 168

五、注意事项 ………………………………… 169

第四节 慢性腰肌劳损 ………………………… 169

一、病因病机 ………………………………… 169

二、临床表现 ………………………………… 170

三、诊断要点 ………………………………… 170

四、手法治疗 ………………………………… 170

五、注意事项 ………………………………… 171

第五节 臀上皮神经卡压综合征 ……………… 171

一、病因病机 ………………………………… 171

二、临床表现 ………………………………… 172

三、诊断要点 ………………………………… 172

四、手法治疗 ………………………………… 173

五、注意事项 ………………………………… 173

第六节 耻骨联合分离症 ……………………… 173

一、病因病机 ………………………………… 174

二、临床表现 ………………………………… 174

三、诊断要点 ………………………………… 174

四、手法治疗 ………………………………… 175

五、注意事项 ………………………………… 175

第七节 弹响髋 ………………………………… 175

一、病因病机 ………………………………… 176

二、临床表现 ………………………………… 177

三、诊断要点 ………………………………… 177

四、手法治疗 ………………………………… 177

五、注意事项 ……………………………………………………… 178

第八节 尾骨痛 ……………………………………………………… 178

一、病因病机 ……………………………………………………… 178

二、临床表现 ……………………………………………………… 179

三、诊断要点 ……………………………………………………… 179

四、手法治疗 ……………………………………………………… 179

五、注意事项 ……………………………………………………… 180

第九节 股外侧皮神经卡压综合征 ………………………………… 180

一、病因病机 ……………………………………………………… 181

二、临床表现 ……………………………………………………… 181

三、诊断要点 ……………………………………………………… 181

四、手法治疗 ……………………………………………………… 182

五、注意事项 ……………………………………………………… 182

第十节 痛经 ………………………………………………………… 182

一、病因病机 ……………………………………………………… 183

二、临床表现 ……………………………………………………… 183

三、诊断要点 ……………………………………………………… 184

四、手法治疗 ……………………………………………………… 184

五、注意事项 ……………………………………………………… 185

参考文献 …………………………………………………………… 187

第一章　骨盆的解剖

第一节　骨盆的形态和结构

一、骨盆的形态

骨盆，是整个骨骼系统的中心，连接人体脊柱和下肢之间的盆状骨架，由后方的骶骨、尾骨和左右两侧的髋骨连接而成的完整骨环。具有保护盆腔器官及向下肢传递来自头、上肢、躯干的力的作用。

男女骨盆因功能（分娩）不同而有明显的差异，女性骨盆是胎儿娩出时必经的骨性产道，大小、形态与分娩密切相关，骨盆形态或组成骨间各径线异常可导致异常分娩。通常女性骨盆较男性骨盆宽而浅，有利于胎儿娩出。

男性直立时，两髂前上棘和耻骨联合位于同一冠状面；女性的髂前上棘前倾约 1cm。骨盆有明显的性别差异，与女性孕育胎儿及分娩密切相关。差异主要存在于小骨盆，大骨盆也有相应的表现：

①女性较男性骨盆小且轻；肌腱和韧带附着处的标志不及男性明显；骶骨底、耳状面和髋臼都较小，耻骨联合也较宽且短。

②女性骨盆上口、下口的横径与矢径比的绝对值较男性大；因女性的耻骨体与耻骨嵴较长，故髋臼至耻骨联合的距离大于髋臼本身的直径；女性耻骨弓的夹角约为 90° 或更大，而男性为 70°~75°；女性的坐骨结节稍翻向外侧，坐骨大切迹的夹角较大，因而尾骨更偏向后方，骶骨嵴也不及男性者明显。

③女性假骨盆较宽，髋窝较浅，两侧髋臼间的距离较大，闭孔略呈三角形；整个骨盆较短且宽（图 1-1-1）。

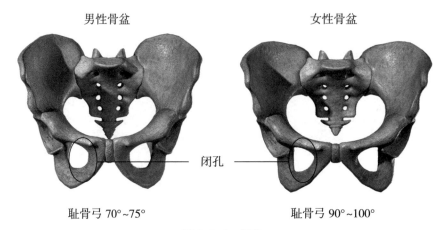

男性骨盆　　　　　　　　　　　　女性骨盆

闭孔

耻骨弓 70°~75°　　　　　　　　　　　　耻骨弓 90°~100°

图 1-1-1　骨盆

儿童和青少年的骨盆尚未定型，髋骨还不是一块整体，骨盆由髂骨、耻骨、坐骨依靠软骨相连而成。一般 19~24 岁才愈合为一块整体。女孩在运动时，应避免从高处向硬的地面跳，防止三块骨错位，出现不正常的融合，影响骨盆的正常发育和成年后的分娩。另外，女孩过早穿高跟鞋会使身体重心转移，使骨盆口变得狭窄。10 岁前后男女在骨盆形态上开始出现差别，女性骨盆逐渐变得宽而短，男性骨盆逐渐变得窄而长，成年后差别更显著。

骶骨、髂骨与尾骨间，均有强有力的韧带支持连接，形成关节，一般不能活动，女性妊娠后，在激素的影响下，骨盆周围的韧带及各关节略有松弛，从而有利于分娩。骨盆的大小和形态对分娩有很大的影响，因此孕妇做产前检查时，要测量一些骨盆的径线，以判断分娩有无困难。

二、骨盆的分界

以耻骨联合上缘、髂耻线及骶岬上缘的连线为界，将骨盆分为上下两部分。大骨盆位于界线以上，又称假骨盆，是腹腔的髂窝部。小骨盆位于界线以下，又称真骨盆，其内腔即盆腔。其前界为耻骨和耻骨联合，后界为骶骨、尾骨的前面，两侧为髋骨的内面、闭孔膜及韧带，侧壁上有坐骨大、小孔。盆部指界线以下的小骨盆部分，它包括盆壁、盆膈和盆腔器官等。盆腔上口由界线围成，下口封以盆膈，盆膈以下的软组织称为会阴。大骨盆能支撑妊娠时增大的子宫，但与分娩无关。临床上可通过观察大骨盆的形状和测量某些径线间接了解小骨盆的情况。小骨盆有上、下两口，上口又称为入口，由界线围成；下口又称为出口，高低不平，由两个不同平面的三角形组成。其周界由后向前依次为尾骨尖、骶结节韧带、坐骨结节、坐骨下支、耻骨降支、耻骨联合下缘。两侧耻骨降支在耻骨联合下缘形成的夹角为耻骨下角，女性约为 90°~100°。大骨盆与分娩、性功能无直接关系。小骨盆容纳子宫、卵巢、输卵管、阴道及邻近的输尿管、膀胱、尿道、直肠等器官（图1-1-2）。

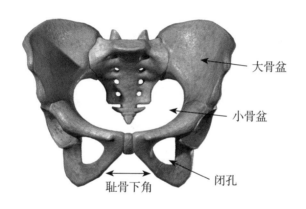

图 1-1-2　女性骨盆

正常情况下，人体直立时骨盆向前方倾斜，骨盆上口平面与水平面形成的角度称为骨盆倾斜度，约为 50°~60°；骨盆下口平面与水平面夹角约15°。

三、骨盆的骨与骨连接

（一）骨盆的骨骼

成人的全身包含 206 块骨，分为躯干骨、颅骨及四肢骨三个部分。躯干骨又分为椎骨、肋骨、胸骨三部分，其中各椎骨依靠关节而连接成脊柱（图 1-1-3）。

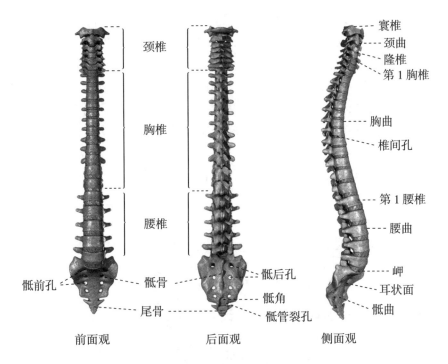

前面观   后面观   侧面观

图 1-1-3 脊柱前面观、后面观、侧面观

骨盆由骶骨、尾骨和左右两块髋骨及其韧带连接而成。每块髋骨又是由髂骨、坐骨及耻骨组成的不规则骨骼。

1. 骶骨 由 5 个骶椎融合而成。略呈扁平的倒三角形，稍向后下方弯曲。位于盆腔的后上部，与两侧髋骨相关节。可分为骶骨底、尖端、侧部、骨盆面及背侧面。

（1）骨盆面：斜向前下方，平滑而凹陷，第 2 骶椎（S2）处则略为突出。中部有 4 条横线，为 5 个骶椎融合的痕迹。各线的两端均有 1 孔，称为骶前孔，借椎间孔与骶管相通，有骶神经的前支及血管通过。骶前孔之间的骨板相当于肋突的部分，内侧与椎体融合，外侧则彼此互相融合。

（2）背侧面：粗糙，向后上方凸隆。在正中线上，有 3、4 个结节连接而成的纵行隆起，称为骶正中嵴，为棘突融合的遗迹。骶正中嵴两侧的骨板略为凹陷，由椎弓板相互融合而成。其外侧有一列不太明显的粗线，称为骶中间嵴，为关节突融合的遗迹。嵴的下端突出称为骶角，相当于第 5 骶椎（S5）的下关节突，与尾骨角相关节。骶骨背面上、下部各有一缺损，分别称为腰骶间隙和骶尾间隙，腰骶间隙高 11cm，宽 2cm。骶尾间隙成 "Λ" 形，居两骶角之间，这个间隙又叫骶管裂孔或骶管裂隙，为骶管的下口。两个间隙表面均被一层坚厚的纤维膜覆盖，蛛网膜下隙麻醉和骶管阻滞时分别由这两个间隙进针。

骶关节嵴的外侧，有 4 个大孔，称为骶后孔，与骶前孔相对，但比后者略小，亦借椎间孔与骶管相通，有骶神经的后支及血管通过，由上至下分别为上髎、次髎、中髎、下髎穴位所在，临床上可经此进行针灸治疗及骶神经阻滞。骶后孔外侧有 4 个隆起，形成一条断续的粗线，称为骶外侧嵴，为横突融合的遗迹，有肌肉及韧带附着。

（3）侧部：为骶前、后孔外侧的部分，由横突与肋突融合而成。上部宽而肥厚，下部薄而狭窄，上部有耳状的关节面，称为耳状面，与髂骨相关节。耳状面一般两侧对称，与 S2 或 S3 的高度一致。在耳状面的后方，骨面粗糙不平，称为骶粗隆，为骶髂骨间韧带及骶髂后韧带的附着部。耳状面下方的骶骨外侧缘粗糙，有骶棘韧带及骶结节韧带附着，其末端形成一突起，称为骶骨下外侧角。角的下方有一切迹，由第 1 尾椎（D1）的横突及骶尾外侧韧带围成一孔，有第 5 骶神经的前支通过。

（4）骶骨底：向上方，由 S1 的上部构成。中央有一平坦而粗糙的卵圆形关节面，与第 5 腰椎（L5）构成腰骶关节，腰骶关节为人体躯干和下肢的桥梁，负重大，活动多，遭受外伤机率大，90% 的腰骶部疼痛发生于此。骶骨前外侧缘明显向前突出，称为骶骨岬，为女性骨盆内测量的重要标志。骶骨底的后方有三角形大孔，称为骶管上口，相当于椎孔。孔的外上侧，有突向上方的上关节突，通常是两侧对称，中央有一凹陷的后关节面，一般呈斜位，但也可呈额状位或矢状位，与 L5 的下关节突相关节。

骶骨的关节突有重要临床意义：

①与第 1 骶神经和第 5 腰神经相关，能直接或间接压迫这些神经。

②L5 椎孔多有一侧隐窝，前界为 L5 椎间盘及椎体，后为骶骨关节突的内侧部（位于额状面），当 L5 椎间盘退化并变窄，L5 椎体向后移位，此侧隐窝矢径将变小。上关节突的后外侧，有一粗糙面，相当于腰椎的乳突。由此伸向两侧的部分，称为骶翼，此部向下移行于骶骨的外

侧部。

（5）骶骨尖：狭小，垂直向下，由 S5 椎体的下部构成。下面有一横卵圆形的关节面，与尾骨相接。老年时，骶骨尖与尾骨融合而不能分离。

（6）骶管：为椎管下端的延续部分，由各骶椎的椎孔相连而成，纵贯骶骨全长。骶管的侧部有 4 个椎间孔，骶管借此孔与骶前、后孔相通。骶管内软组织主要有硬脊膜囊、椎内静脉丛椎内小动脉、骶神经根、骶神经节、脂肪组织和疏松结缔组织等。

> 骶骨的性别差异：女性骶骨短而宽，横径较大，弯曲度较小，向后倾斜，椎体较小，耳状面略短；男性者横径较小，纵径较弯，曲度较大，耳状面较长。

2.尾骨　尾骨呈三角形，通常由 4 个尾椎融合而成。上宽、下窄，伸向前下方。幼年时，尾椎彼此分离，成年后才互相融合。

第 1 尾椎最大，有椎体、横突及退化的椎弓。椎体的上面构成尾骨的底部，有一卵圆形关节面，与骶骨尖相关节，其间有纤维软骨盘。关节面的后外侧两边各有一个向上的突起，称为尾骨角，相当于椎弓根及上关节突，与骶骨角之间由韧带围成一裂孔，相当于最末一对椎间孔，有骶神经通过。横突发育不全，自椎体两侧伸向外上方，与骶骨的下外侧角之间，也由韧带围成一个孔，有骶神经的前支通过。第 2 尾椎比第 1 尾椎小，有椎体及横突的遗迹，两侧及后面有微小的结节，为退化的椎弓。第 3 及第 4 尾椎则退化成结节状的小骨块。

尾骨上有重要肌肉及韧带附着：后有臀大肌、肛门括约肌附着于尾骨尖端的前方，肛提肌附着于尾骨尖端的后方；骶尾韧带环绕骶尾关节，骶尾前韧带及直肠的一部分附着于尾骨前面。尾骨的两侧有尾骨肌、骶结节韧带及骶棘韧带附着。其尖部有肛门外括约肌肌腱附着。尾骨为脊柱的终末部分，在骨盆失衡的患者中，由于骨盆后倾或尾骨后翘，久坐时可出现疼痛。

3.髋骨　髋骨为扁板状骨块，中部略窄，上、下两端较宽，位于躯干下端的两侧。髋骨由髂骨、坐骨及耻骨三部分组成，幼年时，该三骨彼此分离，16 岁左右在髋臼处相互融合。髋骨居于躯干与下肢之间，有传达躯干重力于下肢的作用，其内侧面与骶骨、尾骨共同组成骨盆，有保护骨盆内部脏器的作用。

（1）髂骨：位于髋骨的上部，呈长方形，可分为髂骨体、髂骨翼。

髂骨体位于髂骨的下部，构成髋臼的上半部。

髂骨翼为髂骨上部宽广的部分，中部较薄，周缘肥厚。可分为两面及三缘。

• 上缘：称为髂嵴，呈"S"状弯曲，前部凹向内方，后部凹向外方；前后部略厚，中部较薄。由于髂嵴位置表浅，骨质厚而松，又具有肌肉附着多及血供丰富等特点，常用于植骨取材。髂嵴的前缘向前下方突出，称为髂前上棘，是缝匠肌及阔筋膜张肌的起点；腹股沟韧带横过髂前上棘与耻骨结节之间，在它的下方约 5cm 处有股外侧皮神经的后支越过；髂嵴的后端突向后下方，称为髂后上棘，有骶结节韧带、骶髂后长韧带及多裂肌附着。

髂嵴的内、外两缘锐利，称为内唇及外唇，前者为腹横肌及腰方肌的附着部，后者有阔筋膜张肌、腹外斜肌及背阔肌附着。两唇之间，有一条不明显的隆线，称为中间线，为腹内斜肌的附着部。此线前后部较宽，中部较细。外侧唇（距髂前上棘 5~7cm）向后突出，称为髂结节，为髂嵴最高点。

• 前缘：上方起自髂前上棘，下达髋臼的边缘；上部凹陷，下部形成一隆起，称为髂前下棘，为股直肌直头的附着部。

• 后缘：上方起自髂后上棘，向下移行于坐骨体的后缘。上部形成一锐薄的突起，称为髂后下棘，有骶结节韧带附着；下部凹陷，构成坐骨大切迹的上半部。

• 臀面（外侧面）：前部凸隆向前外方；后部凹陷向后外方，有前、下、后 3 条粗线。前方的线最长，称为臀前线，自髂前上棘后侧，弓状弯向后下方，终于坐骨大切迹的上部。下方的线称为臀下线，自髂前上棘下侧，也呈弓状弯向后下方，终于坐骨大切迹的中部。后方的线最短，称为臀后线，上自髂后上棘前侧，向下达髂后下棘的前方。这 3 条臀线将外侧面分为 4 区，均为臀肌的附着部。臀下线与髋臼缘之间的窄长部位为股直肌反折头和髂股韧带的起点，臀前线与臀下线之间的区域为臀小肌起点，臀前线与臀后线之间为臀中肌起点，臀后线后方为臀大肌与骶结节韧带起点。

• 骶盆面（内侧面）：可分为前、后两部。前部凹陷，称为髂窝，构成大骨盆的后外侧壁，有髂肌附着；髂窝上界为髂嵴，前界为髂骨前缘，下方以弓状线与髂骨体为界；内侧面的后部有粗糙的耳状关节面，称耳状面，与骶骨的耳状面相关节。耳状面的前上部宽广，后下部狭窄；前缘及下缘均锐薄，有骶髂前韧带附着；前方及侧方有浅沟围绕，称为附关节沟，为骶髂前韧带的附着部；后上方有一粗面，称为髂粗隆，有部分竖脊肌、多裂肌、骶髂骨间韧带及骶髂后短韧带附着。

（2）坐骨：位于髋骨的后下部，可分为坐骨体、坐骨上支及坐骨下支。

①坐骨体为坐骨上部肥厚的部分，构成髋臼的后下部，是坐位时支撑身体重量的部分，分为三面及两缘。内侧面构成小骨盆侧壁的一部分，有闭孔内肌附着。外侧面有闭孔外肌等附着。后面宽广，为髋关节囊的附着部。此面的下侧有一宽切迹，称为闭孔切迹。前缘锐薄，对向闭孔。后缘的上部向上移行于髂骨后缘，构成坐骨大切迹的下半部；后缘的下部有三角形的突起，称为坐骨棘，有尾骨肌、肛提肌、上孖肌及骶棘韧带附着。

②坐骨上支位于坐骨体的下方。前缘锐薄，形成闭孔的后界。后缘肥厚，向上移行于坐骨棘，形成一深切迹，称为坐骨小切迹。坐骨上支的下端向前移行于坐骨下支。

③坐骨下支自坐骨上支的下端弯向前上内方。上缘锐薄，构成闭孔的下界。坐骨下支的前端移行于耻骨下支。

在坐骨上、下支移行处的后部骨质粗糙而肥厚，称为坐骨结节。结节的上部被横嵴分为上、下两部，上部为半膜肌的附着部，下部有股二头肌及半腱肌附着。坐骨结节的下部粗糙不平，有大收肌附着。坐骨结节的上缘、内侧缘及外侧缘，分别为下孖肌、骶结节韧带及股方肌的附着部。

（3）耻骨：位于髋骨的前下部，可分为耻骨体、耻骨上支及耻骨下支。

①耻骨体肥厚，连接髂骨体与坐骨体，构成髋臼的前下部。与髂骨体的融合处骨面粗糙而隆起，称为髂耻隆起。

②耻骨上支自耻骨体水平伸向前内下方，其内侧端移行于耻骨下支。可分为三面及两缘。前面呈三角形，其外侧部有长收肌及闭孔外肌附着。后面构成小骨盆的前壁，为肛提肌及闭孔内肌等的附着部。下面有一深沟，称为闭孔沟，有闭孔血管及神经通过。耻骨上支的上缘锐薄，称为耻骨梳，为腹股沟镰、腔隙韧带及反转韧带的附着部。耻骨梳向前终于小结节，称为耻骨结节，有腹股沟镰附着；向后经髂耻隆起，移行于弓状线。耻骨上支的前缘，称为闭孔嵴，自耻骨结节向后，终于髋臼切迹，有耻股韧带附着。

③耻骨下支薄而平坦，自耻骨上支的内侧端，向下方弯曲，可分为前、后两面及内、外两缘。前面为短收肌、长收肌、股薄肌及闭孔外肌的附着部。后面有闭孔内肌等附着。内侧缘为股薄肌的附着部，与对侧同名缘共同构成耻骨弓。外侧缘围成闭孔的一部分。

耻骨上、下支的内侧，有长卵圆形的粗面，称为耻骨联合面，与对侧的同名面相接。

（4）髋臼：为髋骨外侧面中部的半球形深窝，向前外方及下方，由髂骨体、坐骨体及耻骨体构成，与股骨头相关节。髋臼的中央深而粗糙，称为髋臼窝，被股骨头韧带所占据。这里骨壁很薄，可因疾病的破坏或外伤而被股骨头穿透。窝的周围有光滑的半月形关节面，称为月状面，上部较宽广，前后端略窄。髋臼的边缘呈堤状，为关节唇的附着部。边缘的下部有一切迹，称为髋臼切迹，为股骨头韧带的附着处。

髋臼的上部厚而坚固，形成一个强有力的支重点，如果此部发育不良，可致先天性髋关节脱位。负重线从坐骨大切迹之前向上延至骶髂关节，在直立时可将躯干的重量传达至股骨头。髋臼的后下部至坐骨结节部分形成另一有力的支重点，在坐位时支撑身体的重量。

髋臼上 1/3 最重要，是髋关节主要负重区，作为髋臼顶，厚而坚固，髋臼后 1/3 能维持关节稳定，较厚。此两部分均须有相当大的暴力才能引起骨折。髋关节后面与坐骨神经贴近，此部骨折移位或手术时，神经易遭受损伤。髋臼下 1/3（或内壁）与上、后部比较，显得较薄，较小的暴力也会造成骨折，此部如发生断裂，对以后髋关节的功能影响较小。

（5）闭孔：为坐骨与耻骨之间的卵圆形大孔。上界为耻骨上支的下面；下界为坐骨下支的上缘；内侧界为耻骨下支的外侧缘；外侧界为坐骨上支的前缘、坐骨体的前缘及髋臼切迹的边缘。闭孔的边缘锐利，为闭孔膜的附着部。

　　闭孔被闭孔膜覆盖，只在上部相当于闭孔切迹的部分留有一个小缺口，参与形成闭孔管。闭孔管为一纤维性管道，上界为耻骨上支下缘的闭孔沟，下界为硬而无弹性的闭孔膜，长 2~3cm，从骨盆前壁斜向前、下、内，终于耻骨肌的深面，闭孔动脉、静脉及闭孔神经由此通过。

　　（二）骨盆的关节

　　1.骶髂关节　位于骶骨与髂骨间，由骶骨和髂骨的耳状面构成，左右各一，关节面扁平，彼此对合非常紧密，属平面关节。男性骶骨耳状关节面的形状类似倒置的"L"形，女性骶骨短小且坡度较大，呈"C"形。

　　第 1 骶骨（S1）构成大部分的耳状关节面，第 2 骶骨（S2）和第 3 骶骨（S3）主要构成关节面长斜状部分的坡面，此处变异较多，耳状关节面覆盖有透明软骨，其厚度比对侧髂骨关节面上的纤维软骨厚 3 倍。有研究证实髂骨关节面也有透明软骨覆盖，且比纤维软骨多。骶髂关节属滑膜性微动关节，成人关节软骨表层为纤维软骨，深层为透明软骨，两个关节面凹凸不平，相互嵌合，关节腔呈由后内斜向前外，关节囊虽较为薄弱，紧贴于关节面周缘，但其周围有 6 个方向不同的骶髂骨韧带组成稳定关节的坚韧结构（图 1-1-4）。

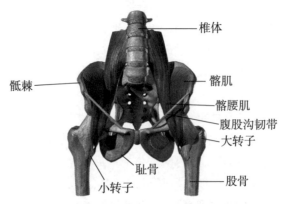

图 1-1-4　骶髂关节骨骼、肌肉及韧带

骶髂关节的关节腔狭小，呈裂隙状，因而该关节活动性很小，有利于支持体重和传递重力。老年时部分关节面融合，关节活动基本消失。

骶髂关节血供来自臀上动脉、髂腰动脉和骶外侧动脉的关节支，神经来自臀上神经的关节支和第1~2骶神经后支。

2.骶尾关节 由L5椎体与S1椎体借纤维性椎间盘构成。前面和后面分别有前纵韧带和后纵韧带加强。骶尾关节也在尾骨肌作用下协助固定骶骨和尾骨，防止骶骨上端因承受重量而过度前倾。中年以后骶骨与尾骨中间的椎间盘常骨化而变成不动关节。骶尾关节活动性较大，分娩时可后移2cm，使骨盆出口前后径增大。

3.耻骨联合 两耻骨间的纤维软骨连接。有耻骨上韧带、耻骨弓状韧带加强。耻骨上韧带附着于耻骨嵴和耻骨结节。耻骨下韧带亦称弓状韧带，为弓形的厚纤维束，附着于两侧耻骨的下支，形成耻骨弓的圆形部分，其基部与尿生殖膈之间隔一间隙，有阴茎（阴蒂）背深静脉穿过。耻骨前韧带由强韧的纤维交织而成，与腹直肌和腹外斜肌的纤维相混，耻骨后韧带只有极少的纤维束，最为薄弱。耻骨联合关节周围的韧带皆较薄弱，真正具有连接作用的是关节内纤维软骨盘，与椎间纤维软骨盘相似，唯有一甚小的滑膜腔，而无髓核。耻骨联合的构造特点说明，当暴力冲击时，常引起耻骨骨折，而不易发生耻骨联合分离。耻骨联合可进行微小的运动，如旋转和移位，并且多与骶髂关节和髋关节同时运动，在妊娠晚期和分娩时可出现耻骨联合分离现象（图1-1-5）。

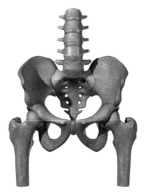
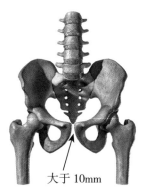

正常耻骨联合　　　　　　大于10mm
　　　　　　　　　　　　耻骨联合分离

图1-1-5　正常耻骨联合及耻骨联合分离

　　耻骨联合的血供来自闭孔动脉、阴部内动脉、腹壁下动脉和旋股内侧动脉的分支。感觉由阴部神经和生殖股神经分支支配。

（三）骨盆的韧带

　　骨盆的韧带主要功能包括连接与固定腰骶关节、骶髂关节、耻骨联合、髋关节等。

　　1.髂腰韧带　宽而强韧肥厚的三角形纤维束，伸展于L4/L5横突及髂嵴与髂骨上部前面之间，其纤维起于L4横突下缘和L5横突，呈辐射状止于髂嵴后部的内唇，相当于腰背筋膜的深层。髂腰韧带是覆盖于盆面腰方肌筋膜的加厚部分，它的内侧与横突间韧带和骶髂后短韧带相混。这条韧带实际上是下肢支撑人体上半身重量的一个重要组织。它可以限制L5的旋转，同时防止它在骶骨上向前滑动（图1-1-6）。

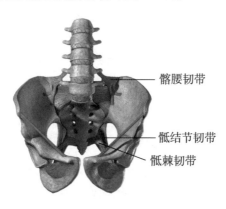

髂腰韧带

骶结节韧带

骶棘韧带

图1-1-6　髂腰韧带

　　2.腰骶韧带　上部与髂腰韧带相连。起自L5椎体与横突，纤维呈扇形，向下附于髂骨和骶骨的盆面，与骶髂前韧带相混，它的内侧锐缘有第5腰神经前支通过。

　　3.骶髂前韧带　为覆盖于骶髂关节囊前方宽而薄的韧带，连接骶骨骨盆面的侧缘与髂骨的附关节沟之间。老年人可能出现钙化而影响X线对关节腔的观察。具有加强、固定骶髂关节前方的作用。

　　4.骶髂骨间韧带　被骶髂后韧带覆盖，连接髂粗隆与骶粗隆，紧贴于骶髂关节滑膜的后方，因而亦可视为特别增厚的纤维性关节囊。由纵横交错的短纤维构成，几乎填满了关节背侧介于骶、髂二骨之间的深窝。它是全身最为强劲的韧带，即使骶髂关节十分严重的扭伤，往往是骨质被撕脱而韧带未断。

5.骶髂后韧带 位于骶髂骨间韧带后方，骶粗隆与髂粗隆之间，可分为长、短两部分。骶髂后短韧带起自髂粗隆和髂后下棘，斜向下内止于第1、2骶外侧嵴和骶中间嵴；骶髂后长韧带起自髂后上棘，向下分为内、外两束，内侧束止于第2~4骶中间嵴，外侧束贴于骶结节韧带背侧而附着于坐骨结节。有加强骶结节韧带的作用。骶髂关节错位时，可在髂后上棘和坐骨结节之间触及紧张的韧带。

6.骶结节韧带 为强韧的扇状韧带，位于骨盆的后下部。起于髂后上棘至第1尾骨横突之间的骶尾骨侧缘，由髂后上棘、髂后下棘及骶骨和尾骨后面开始，斜向下外，集中地附着于坐骨结节内侧缘，部分纤维呈钩状，继续延伸至坐骨下支，称为镰状突。骶结节韧带的体表投影为同侧髂后上棘至骶角连线中点与坐骨结节的连线（图 1-1-7）。

7.骶棘韧带 位于骶结节韧带的前方，较薄，呈三角形。起于骶骨和尾骨的外侧缘，向外方与骶结节韧带交叉后，止于坐骨棘。骶结节韧带及骶棘韧带使骶骨稳定于坐骨结节及坐骨棘上，防止骶骨在髂骨上向后转动（图 1-1-7）。

8.耻骨上韧带 连接两侧耻骨结节，中部与耻骨间盘融合。有加强耻骨联合上部的作用。

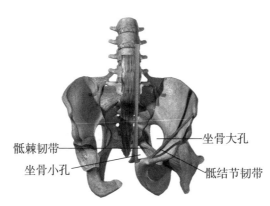

骶棘韧带 —— 坐骨大孔

坐骨小孔 —— 骶结节韧带

图 1-1-7 骶棘韧带

9.耻骨前韧带　肥厚而强韧，位于耻骨联合的前面，由相互交错的斜行纤维构成，与腹直肌、腹外斜肌纤维相混。

10.耻骨弓状韧带　较肥厚，呈弓状跨越耻骨联合的下方，连接两侧的耻骨下支。上端与耻骨间盘融合；下端游离，与尿生殖膈以裂隙相隔，有血管通过。

11.耻骨后韧带　只有极少的纤维束，最为薄弱，位于耻骨联合后面。

12.髂股韧带　长而坚韧，呈倒置的"V"形，位于关节囊的前面，在股直肌的深面，并与其紧贴，上方起自髂前下棘的下方，向外下方呈扇形分散，止于股骨的转子间线。此韧带的内侧部和外侧部较厚，中间部则较薄弱，有时成为一孔，在此髂腰肌下滑膜囊与关节腔相通。内侧部的纤维呈垂直方向，附着于转子间线的下部；外侧部的纤维斜行达转子间线的上部。此韧带限制大腿过度后伸；其外侧部可以防止伸直的肢体内收、旋内及屈曲的肢体旋外；其内侧部主要防止肢体过伸。在髋关节所有动作中，除屈曲外，髂股韧带均维持紧张状态。整复髋关节脱位时，即利用此韧带作为支点。

13.耻股韧带　呈三角形，起自髂耻隆起、耻骨上支、闭孔嵴及闭孔膜，斜向外下方，移行于关节囊及髂股韧带的内侧部。此韧带限制大腿外展及旋外运动。

14.坐股韧带　较薄，位于关节的后面，起自髋臼的后部与下部，向外上方，经股骨颈的后面，一部分纤维移行于轮匝带，另一部分则附着于大转子的根部。此韧带限制大腿的内收及旋内运动。

髂股韧带、耻股韧带、坐股韧带三条韧带共同连接髋骨与股骨，限制两骨的过度活动（股骨围绕髋骨运动或髋骨围绕股骨运动），在骨盆失衡时，股骨可因髋骨的变化而变化。这也是决定下肢长短或引起足内、外旋的重要因素。

第二节　骨盆相关软组织

一、附着在骨盆周围的肌肉

包括背肌、腹肌、盆底肌、下肢肌肉的一部分（详见表 1-1 ~ 10）。

表 1-1　背肌

肌肉名称	起点	止点	作用	触诊
背阔肌	借腱膜起于第 7~12 胸椎（T7~T12）及全部腰椎棘突，骶正中嵴，髂嵴后部和第 10~12 肋骨外面	肱骨小结节嵴	使肩关节内收、后伸和旋内。当上肢上举被固定时，可引体向上	侧卧位，手臂垂下床边，定位肩胛骨外侧缘。用手指抓住肌肉隆起，即背阔肌
竖脊肌（由内向外棘肌、最长肌、髂肋肌）	骶骨背面，髂嵴后部，腰椎棘突和胸腰筋膜	棘肌止于颈胸椎的棘突，最长肌止于颈、胸椎的横突和颞骨乳突，髂肋肌止于肋骨的肋角	使脊柱后伸和仰头，单侧收缩使脊柱侧屈	沿脊柱触到厚厚的最长肌和侧面的髂肋肌沿着胸椎和腰椎形成一条明显的竖脊肌群

表 1-2　腹肌前外侧群

肌肉名称	起点	止点	作用	触诊
腹直肌	耻骨联合和耻骨结节	第 5~7 肋软骨前面和剑突	一侧收缩，协助脊柱侧屈，两侧同时收缩，使脊柱前屈，还可降肋辅助呼气	位于腹前壁正中线的两旁，为上宽下窄的带状多腹肌
腹外斜肌	第 5~12 肋骨外面	后部止于髂嵴，前部移行为腱膜，参与形成白线。下缘止于髂前上棘和耻骨结节，形成腹股沟韧带	一侧收缩，使脊柱向同侧屈和向对侧回旋，两侧同时收缩可下拉胸廓，使脊柱前屈	位于腹直肌外侧，肌腹扁阔，肌腹附着肋骨附着部位表浅，在下位肋骨附着最佳触诊最佳

续表

肌肉名称	起点	止点	作用	触诊
腹内斜肌	胸腰筋膜、髂嵴和腹股沟韧带外侧部分	第10~12肋骨下缘，前部移行为腱膜，参与形成腹直肌鞘，后层和白线	一侧收缩，使脊柱向同侧屈和回旋（与对侧腹外斜肌协同作用，完成脊柱向同侧回旋的动作）	薄的腹内斜肌在深部，其肌纤维垂直于腹外斜肌的肌纤维
腹横肌	第7~12肋内面，胸腰筋膜、髂嵴和腹股沟韧带外侧	以腱膜参与形成腹直肌鞘后层，止于白线	与其他腹肌协同收缩，可增加腹压，协助完成咳嗽、呕吐、排便等生理功能	这组肌群中位置最深者，在被动呼气时起重要作用，不易触诊

表1-3 腹肌后群

肌肉名称	起点	止点	作用	触诊
腰方肌	髂后嵴	第12肋骨和 L1~L4 横突	增强腹后壁。两侧收缩时可降第12肋，一侧收缩参与脊柱向同侧屈。具有提升骨盆的作用	由髂嵴延伸到腰椎横突和第12肋，下腰部最深层的肌肉

表 1-4 盆底肌

肌肉名称	起点	止点	作用	触诊
肛提肌	耻骨后面与坐骨棘之间的肛提肌腱弓	会阴中心腱、直肠壁、尾骨和肛尾韧带	维持盆腔器官正常功能	不易触诊
会阴深横肌	耻骨支外侧面	会阴中心腱	加固盆底	不易触诊
尿道括约肌			加固盆底	不易触诊

表 1-5 下肢肌—髋肌前群

肌肉名称	起点	止点	作用	触诊
髂腰肌（腰大肌和髂肌）	腰大肌起于第12胸椎到第5腰椎（T12~L5）椎体侧面和腰椎横突，髂肌起于髂窝	股骨小转子	屈髋关节并旋外，当下肢固定时，可使躯干和骨盆前屈	健壮的髂肌位于腹部深层髂窝内，只有部分可触及，使触诊极具挑战性
腰小肌	第12胸椎（T12）椎体和第1腰椎（L1）椎体侧面	以长腱止于髂骨体的腰肌结节	使髂骨筋膜紧张	始于自腰椎止于耻骨上支
阔筋膜张肌	髂前上棘和附近的髂骨后外侧表面	胫骨外侧髁	使髂骨筋束紧张和旋内	患者仰卧位，医者手放于髂前上棘，请患者交替内旋外旋髋关节。当内旋髋关节时，阔筋膜张肌变得结实呈椭圆状

表 1-6　下肢肌—髋肌后群

肌肉名称	起点	止点	作用	触诊
臀大肌	髂骨翼外面及骶骨尾骨背面	臀肌粗隆和髂胫束	伸髋关节并旋外	患者俯卧，医者手放于尾骨、骶骨边缘、骶骨上棘及髂嵴臀部，性标志围成臀大肌边界，这些骨，触诊臀部浅层大而肥厚，肌纤维斜跨臀部的肌肉
臀中肌	髂骨翼外面	股骨大转子	外展髋关节	患者俯卧，医者一手放于大转子，一手沿髂嵴移动（从髂后上棘至髂前上棘），触诊类似饼状的肌肉。臀部外侧浅层，后下部位于臀大肌深层
臀小肌	髂骨翼外面	股骨大转子	外展髋关节	位于臀中肌深层，不能触及
梨状肌	第 2~5 骶椎（S2~S5）前侧面	股骨大转子尖端	使髋关节屈曲和旋外	位于小骨盆的后壁，呈三角形，起自 S2~S5 前侧面，肌纤维向外集中，经坐骨大孔出小骨盆，止于股骨大转子顶端
闭孔内肌	闭孔膜内面及其周围背面	股骨转子窝	使髋关节旋外	不易触诊
闭孔外肌	闭孔膜外面及其周围背面	股骨转子窝	使髋关节旋外	不易触诊
股方肌	臀大肌深侧，坐骨结节外面	股骨转子嵴	使髋关节旋外	不易触诊

表 1-7　下肢肌—大腿肌前群

肌肉名称	起点	止点	作用	触诊
股四头肌（股直肌，股中间肌，股外侧肌，股内侧肌）	股直肌：髂前下棘和髋臼的上缘；股中间肌：股骨干前面上 3/4 处；股外侧肌：股骨粗线外侧唇至大转子；股内侧肌：粗线内侧缘	四个头均至髌骨并通过髌韧带至胫骨粗隆，股内侧肌还至胫骨内侧髁	伸膝关节，股直肌还可屈髋关节	大腿前部浅层触及股直肌，呈圆柱形。股中间肌位于股直肌深层，不易触及。股内侧肌在大腿内侧远端，呈"泪珠状"。股外侧肌是大腿外侧肌，其纤维很容易触及
缝匠肌	髂前上棘	胫骨粗隆内侧缘	屈髋关节和膝关节	患者仰卧并将一侧足搭于另一侧膝上，使髋关节屈曲外旋，医者将手放于其大腿内侧中间，双手弹拨细长的缝匠肌，近端于膝前上棘弹拨，远端向胫骨内侧弹拨，位置表浅，肌束纤细，约两指宽

表 1-8　下肢肌—大腿肌后群

肌肉名称	起点	止点	作用	触诊
半腱肌	坐骨结节	胫骨骨干上 1/4 的内侧面	使小腿在膝关节处屈曲和旋内，当小腿伸直时可使大腿后伸	患者俯卧位屈膝，医者触诊膝关节外侧突出的股二头肌肌腱，并沿其触诊腓骨头。腘绳肌有两个头，浅层其长头和深层不可触及的短头。浅层的是半腱肌
半膜肌	坐骨结节	胫骨内侧髁后部	使小腿在膝关节处屈曲和旋内，当小腿伸直时可使大腿后伸	深层宽大的半膜肌通常较难单独触诊
股二头肌	长头起于坐骨结节，短头起于股骨粗线下半部外侧缘	腓骨头	使小腿在膝关节处屈曲和旋外，当小腿伸直时可使大腿后伸（长头）	患者仰卧位或坐位，屈肘，嘱患者抵抗外力屈曲肘关节，医者触摸其上臂前面，由长头和短头融合形成椭圆形肌腹

表 1-9　大腿肌内侧群浅层

肌肉名称	起点	止点	作用	触诊
耻骨肌	耻骨上支	股骨耻骨肌线	使大腿在髋关节屈、内收和旋外	患者仰卧，轻屈曲并外旋髋关节，医者将手平放在大腿内侧中间，找到长收肌和股薄肌突出的肌腱，沿着肌腱向髂前上棘，患者轮流内收、外展髋关节，感受耻骨肌收缩
股薄肌	耻骨下支	胫骨上端内侧	使大腿内收和屈曲，使小腿屈曲和旋内	患者侧卧，轻度屈曲并外旋髋关节时，医者将手平放在其大腿内侧中间。患者内收髋关节时，医者将手沿着肌腱向耻骨滑动，找到股薄肌肌腱和起自耻骨周围的长收肌肌腱远端移动，触诊分出的多个肌触诊这个肌腱并沿其向远端其向大腿内侧向膝关节走行，手指束。如肌腹纤维长且沿大腿内侧向膝关节走行，触诊的是该肌肉

表 1-10　大腿肌内侧群深层

肌肉名称	起点	止点	作用	触诊
长收肌	耻骨结节附近	股骨粗线内侧唇中部	使髋关节屈曲、内收和旋外	如触及又如腹斜向大腿内侧，则为长收肌
大收肌	坐骨结节和坐骨耻骨支	股骨粗线内侧唇上 2/3 和股骨内上髁	使髋关节内收、后伸和旋外	患者侧卧屈髋。医者找到坐骨结节，手移向坐骨结节前方找到长收肌或股薄肌突起的肌腱，向后滑动触诊附着在坐骨的大收肌
短收肌	耻骨下支外面	股骨粗线内侧唇中部	使髋关节屈曲、内收和旋外	短收肌肌腱位于坐骨结节

髂嵴是髂骨翼的上缘，前端突起称髂前上棘，后端突起称髂后上棘，左、右髂嵴的最高点连线平第 4 腰椎（L4）棘突（图 1-2-1）。

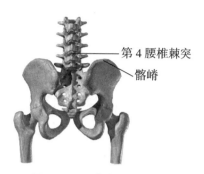

第 4 腰椎棘突

髂嵴

图 1-2-1　髂嵴

二、髂嵴上附着的其他重要软组织

从浅至深分别是：胸腰筋膜、腰髂肋肌、腹外斜肌、腹内斜肌、腹横肌、腰方肌以及髂腰韧带。

1. 胸腰筋膜　在胸背区，较为薄弱，覆于竖脊肌表面，向上续项筋膜，内侧附于胸椎棘突和棘上韧带，外侧附于肋角，向下至腰区增厚，并分为前、中、后三层。后层覆在竖脊肌后面，与背阔肌、下后锯肌腱膜融合，向下附于髂嵴，内侧附于腰椎棘突和棘上韧带，外侧在竖脊肌外侧缘与中层融合，形成竖脊肌肌鞘。中层位于竖脊肌与腰方肌之间，内侧附于腰椎横突尖和横突间韧带，外侧在腰方肌外侧缘与前层融合，形成腰方肌肌鞘，并作为腹横肌起始部的腱膜，向上附于第 12 肋下缘，向下附于髂嵴。

2. 腰髂肋肌　起于髂后上棘外侧的髂嵴，止于下六肋骨的下缘。单侧收缩使腰椎侧屈或旋转；双侧收缩可以伸直脊柱，深层纤维辅助稳定腰椎至骨盆；与腰肌协同作用，在前、后平面起牵锁作用。肌纤维能减小腰弯，与腰大肌作用相反。

3. 腹外斜肌　腹外斜肌是最大、最表浅的腹肌，以肌齿形式起自下八肋，与前锯肌交错对插，附着于髂嵴外侧唇、腹股沟韧带和腹直肌鞘外侧层。双侧协同能屈曲椎体，单侧能协助对侧腹内斜肌向对侧旋转躯干，并抵抗髂骨向前扭转。

4.腹内斜肌　起于髂嵴中唇、胸腰筋膜、腹股沟韧带外2/3，以肌齿形式止于下三肋，白线与腱膜一起形成腹直肌鞘，共同附着于胸腰筋膜。其功能为向同侧旋转并侧屈身体。腹内斜肌除腰下三角处以外，均被腹外斜肌遮盖，肌腹呈扁形，较腹外斜肌厚，自后向前起自腰背筋膜、髂嵴前部中间线和腹股沟韧带外侧1/2。肌纤维方向与腹外斜肌肌纤维方向交叉。此肌后部肌纤维斜向前上方，止于第10、11及12肋肋软骨及肋骨的下缘，中部靠上方的肌纤维（髂前上棘部）水平向内，这两部分肌纤维在半月线附近移行于腱膜。腱膜分为前、后两层，参与腹直肌鞘前、后叶的构成，向内止于白线。下部肌纤维（腹股沟韧带部）斜向内下方，经过精索（女性为子宫圆韧带）的前面移行于腱膜，下缘部的腱膜与腹横肌形成联合腱，或叫腹股沟镰。联合腱向内侧参与腹直肌肌鞘下部前带的构成，联合腱向下止于耻骨梳的内侧端及耻骨结节附近。腹内斜肌最下部的肌束随精索进入阴囊，像兜一样套住睾丸和精索，构成提睾肌。提睾肌是提睾反射的效应器官。此肌虽属横纹肌，但不受主观随意支配，由独立的反射弧（提睾反射）付诸实现，反射中枢在第1、2腰髓节段。腹内斜肌由下六对胸神经及第1腰神经腹侧支支配（图1-2-3）。

由第12肋的下方，竖脊肌外侧缘，腹内斜肌后缘围成腰上三角。腰上三角的外下界为腹内斜肌后缘，上界为第12肋，底为腹横肌起始部的腱膜，腱膜深面有三条与第12肋平行排列的神经。自上而下为肋下神经、髂腹下神经和髂腹股沟神经。腱膜的前方有肾和腰方肌，肾手术腹膜外入路必经此三角，当切开此腱膜时应注意保护上述三条神经。第12肋前方与胸膜腔相邻，为扩大手术视野常切断腰肋韧带，将第12肋上提，此时需注意保护胸膜，以免引起气胸。肾周围脓肿时可在此切开引流。腰上三角是腹后壁薄弱区之一，腹腔器官可经此后突，形成腰疝。

腹内斜肌和腹外斜肌在急性腰扭伤中容易损伤。腹内斜肌和腹外斜肌的外侧部，双侧收缩可使脊柱前屈；一侧收缩使脊柱侧屈，其余部分使躯干旋转。单侧腹外斜肌收缩时使躯干转向对侧，而单侧腹内斜肌收缩则使躯干转向同侧（图 1-2-4）。

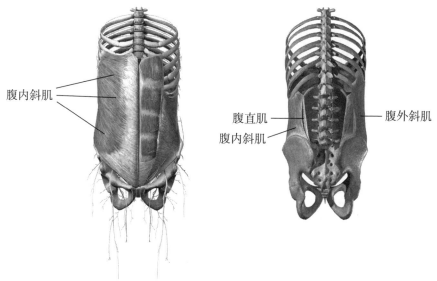

腹内斜肌

腹直肌　　腹外斜肌
腹内斜肌

图 1-2-3　腹内斜肌　　　　图 1-2-4　腹外斜肌

5.腹横肌　位于腹部其他肌肉的深层，为腹部阔肌中最深最薄者，大部分被腹内斜肌遮盖，最上部肌纤维被腹直肌遮盖。外侧附着在第7~12 肋肋软骨（与膈纤维交错）、胸腰筋膜、髂嵴和腹股沟韧带，内侧附着在剑突软骨和白线，通过结合腱至耻骨结节和耻骨梳。

肌纤维向内横行，移行于腱膜（图 1-2-5）。在半环线以上腹横肌肌腱参与腹直肌肌鞘后壁；在半环线以下参与腹直肌肌鞘前壁的组成并向内止于腹白线。最下部的肌束，也参加提睾肌和联合腱的构成。腹横肌由下六对胸神经及第 1 腰神经腹侧支支配。功能为压紧腹部、使腹壁变平，维持腹内压。对维持腹腔脏器的位置有重要的意义。若这些腹肌张力减弱时，可使腹腔脏器下垂，位置改变，从而影响其功能。神经损伤（如脊髓灰质炎后遗症）引起腹肌瘫痪时，或患儿哭泣、深吸气时，腹壁瘫痪侧向外膨出。

6.腰方肌　腰方肌下方起于髂嵴、髂腰韧带和下部腰椎横突，上方止于第 12 肋和上部腰椎横突（图 1-2-6）。功能为向同侧侧屈，稳定骨盆。当腰方肌持续挛缩时可能会压迫坐骨神经，因坐骨神经在坐骨大切迹处走行，由此可引发放射至股骨后侧的麻木、疼痛。

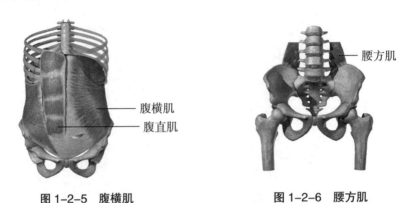

图 1-2-5　腹横肌　　　　　　　　图 1-2-6　腰方肌

7. 髂腰韧带　髂腰韧带为宽而肥厚的三角形纤维束，伸展于 L4、L5横突及髂嵴与髂骨上部前面之间，其纤维起于 L4 横突下缘和 L5 横突，呈辐射状止于髂嵴后部的内唇，相当于腰背筋膜的深层。髂腰韧带是覆盖于盆面腰方肌筋膜的加厚部分，内侧与横突间韧带和骶髂后短韧带相混。这条韧带实际上是下肢支撑人体上半身重量的重要组织，可以限制 L5 的旋转，同时防止 L5 在骶骨上朝前滑动。

第三节　骨盆相关神经、血管和筋膜

一、骨盆部的神经

骨盆部皮下组织内含有许多结缔组织，与皮肤相连，移动性小。皮肤张力线在纵行肌范围为横向，经过纵行肌外侧缘后转为斜向下。骶尾部的皮肤厚而有弹性，骶骨背面凸出部分的皮肤较薄。骨盆周围的神经来自第 12 胸神经和腰骶部神经后支的分支，骨盆部的神经多与腰骶尾部的神经有关。

（一）腰神经后支

腰神经后支较细，于椎间孔处在脊神经节外侧从脊神经发出，向后行，经上关节突和横突根部上缘之间的纤维孔，至横突间韧带内侧缘分为后内侧支和后外侧支。

1. 后内侧支　自后支分出后，行经横突间韧带内侧缘与下位椎骨上关节突根部外侧缘之间，绕上关节突外侧缘走向后下内侧方，横过横突的后面，进入乳突与副突之间的骨纤维管或骨管，出管后斜向下内侧方，至椎弓板后面，再向下越过 1~3 个椎骨，分布于椎间关节连线内侧方的结构，如棘间肌、多裂肌、黄韧带、椎间关节囊、棘上韧带、棘间韧带等。第 5 腰神经后内侧支的行径有所不同，它在骶骨翼的骨沟中分出，转向后内侧下方，经骨纤维管到达骶正中嵴侧方，止于多裂肌等。

由于后内侧支在走行过程中紧邻椎间关节及横突间韧带，又须通过骨纤维管，故腰椎椎间关节病变、韧带损伤或骨纤维孔内径改变均可能刺激、压迫该神经，引起后正中旁一侧疼痛和压痛，疼痛可放射至椎间关节、多裂肌、黄韧带、棘间韧带和棘上韧带等部位。

2. 后外侧支　第 1~3 腰神经后外侧支较粗，第 4、5 腰神经后外侧支较细。第 1~3 腰神经后外侧支出骨纤维孔后斜向下外侧方，在接近下位椎骨横突处进入竖脊肌；然后由不同部位穿出该肌。第 4、5 腰神经后外侧支细短，出骨纤维孔后斜向下外侧方，越下位椎骨横突后面的外侧进入竖脊肌。各后外侧支在不同部位均有吻合，以肌内吻合较为多见。

后外侧支的分支分布于椎间关节连线外侧方的结构，如横突间韧带、髂腰韧带、腰背筋膜和竖脊肌等。此外，第 1~3 腰神经后外侧支连同第12 胸神经后外侧支还分出皮支，在竖脊肌内、外经过重新组合，于竖脊肌外侧缘邻近髂嵴处穿出腰背筋膜后层，组成臀上皮神经，越髂嵴抵达臀区皮肤，有些可到达股骨大转子平面。臀上皮神经损伤是腰腿痛的病因之一。臀上皮神经穿出深筋膜的部位被筋膜固定，跨过髂嵴后则行于浅筋膜中，越向下位置越浅。当躯干旋转，皮肤和浅筋膜等浅层结构活动度大，深层结构活动度小，腰神经后支尚能调节竖脊肌紧张度，与腹直肌保持平衡。

（二）腰神经前支

腰神经前支由上而下逐渐粗大。第 1~4 腰神经前支大部组成腰丛。第 4 腰神经小部与第 5 腰神经合成腰骶干，参与骶丛的组成。

1. 腰丛　腰丛由第 1~3 腰神经前支及第 4 腰神经前支的大部组成。第 1 腰神经可能接受第 12 胸神经束的 1 束纤维。腰丛位于腰大肌后侧，腰椎横突前侧，腰方肌内侧缘。

（1）髂腹下神经：起于第 1 腰神经，第 12 胸神经的纤维亦加入其中。自腰大肌上部外侧缘突出，斜经肾下部背侧，在腰方肌腹侧，髂嵴上方，穿过腹横肌后部的腱膜，经腹横肌与腹内斜肌之间。其皮支支配耻骨区、臀区后外侧的皮肤；沿途发出肌支，支配腹横肌、腹内斜肌。

（2）髂腹股沟神经：较髂腹下神经细小。含有第 1 腰神经的纤维，第 12 胸神经的纤维也常加入其中。此神经出于腰大肌的外侧缘，与髂腹下神经共干，该神经下侧沿腰方肌前面，肾的后面，经髂嵴内唇后部的内侧，继沿髂肌前面前进，行近髂嵴前部时穿腹横肌；又于髂前上棘下侧稍前处穿腹内斜肌，进入腹股沟管。沿精索的外下侧下降，穿出该管皮下环至浅筋膜，分布于大腿上部内侧的皮肤。并发支分布于阴茎根部及阴囊部（或阴唇）的皮肤，称为阴囊前神经（女性为阴唇前神经）。

（3）生殖股神经：小部分纤维束来自第 1 腰神经，大部分来自第 2 腰神经。穿腰大肌，沿其前面下降。在髂总动脉外侧、输尿管后侧分为两支，即股支及生殖支。

①股支即腰腹股沟神经，沿髂外动脉下降，经腹股沟韧带深侧，在股血管鞘内沿股动脉外侧至股部；至腹股沟韧带稍下侧，穿股血管鞘前壁及阔筋膜，或自卵圆窝穿出，成为皮神经，分布于股三角部的皮肤。有时在腹股沟下方发分支与股外侧皮神经前支、股神经皮支交通。

②生殖支即精索外神经，于髂外动脉的外侧下降，发分支至腰大肌。本干下降经腹股沟管腹环，绕腹壁下动脉外侧，入腹股沟管。男性与精索伴行（女性与子宫圆韧带伴行），支配提睾肌，并分支至阴囊（或大阴唇）的皮肤。

（4）股外侧皮神经：于腰大肌外缘穿出，斜越髂肌表面，到达髂前上棘内侧，经腹股沟韧带深面穿出后分布于大腿外侧皮肤（图 1-3-1）。

（5）股神经：是腰丛中最大的神经，从腰大肌与髂肌之间下行，在腹股沟中点稍外侧，经腹股沟韧带深面、股动脉外侧到达股三角处分成数支。肌支支配耻骨肌、股四头肌和缝匠肌，皮支的短支分布于大腿和膝关节前面的皮肤，最长的皮支称为隐神经，分布于髌下、小腿内侧面和足内侧缘的皮肤。此神经损伤时，屈髋无力，坐位不能伸小腿，行走困难，股四头肌萎缩，膝反射消失，大腿前面和小腿内侧面皮肤感觉障碍（图 1-3-1）。

（6）闭孔神经：于腰大肌内侧缘穿出，沿小骨盆侧壁前行，穿闭膜管出小骨盆，分前、后两支，分别经短收肌前、后面进入大腿内收肌群。肌支支配闭孔外肌、大腿内收肌群，皮支分布于大腿内侧面皮肤（图 1-3-1）。

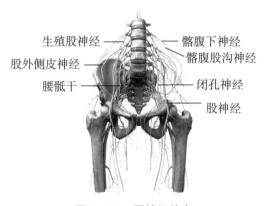

生殖股神经 — 髂腹下神经
股外侧皮神经 — 髂腹股沟神经
腰骶干 — 闭孔神经
— 股神经

图 1-3-1 腰神经前支

2.腰骶干 此干由第 4 腰神经前支一小部和第 5 腰神经前支合成（图 1-3-1）。位于腰大肌深侧，贴近骶翼；经髂总动脉及静脉后侧，达闭孔神经内侧；与闭孔神经之间隔以髂腰动脉。下降入骨盆，与第 1、2 骶神经连接，形成骶丛上干。

（三）骶神经接后支

骶神经后支由上向下逐渐细小。上四对骶神经后支经骶后孔穿出；第 5 骶神经后支在骶尾后韧带之间自骶管裂孔穿出。上三对骶神经后支穿出之处被多裂肌覆盖，分为内侧支及外侧支；第 4、5 骶神经后支无分支。

1.外侧支 上三对骶神经后支的外侧支相互间、与最末腰神经后支的外侧支之间，在骶骨背面结合成襻。自此襻发支，至骶结节韧带后面又形成第2列神经襻。自第2列神经襻分出2~3支皮支，穿臀大肌及深筋膜达浅筋膜内，分布于髂后上棘至尾骨尖端的臀部内侧皮肤。这些皮支统称为臀内侧皮神经。

2. 内侧支　细小，终于多裂肌。

最后两对骶神经后支在多裂肌的深层没有分叉。其相互间，并与第3骶神经后支及尾神经相结合形成襻；此襻发分支，分布于尾骨部的皮肤。

（四）尾神经后支

在骶管内与前支分开后，经骶管裂孔并穿过骶管下部的韧带外出。该神经的后支亦不分叉，与最末骶神经后支结合形成襻，然后自襻发分支，分布于尾骨部的皮肤。

（五）骶神经及尾神经的前支

上四对骶神经的前支，经骶前孔入骨盆，第5骶神经在骶骨与尾骨之间入骨盆。各支的大小不一，上部者大，越往下越小。尾神经前支最小，自第1尾骨残留横突的下侧弓曲向前入盆腔。这些神经的前支相互结合，形成骶丛及尾丛（图1-3-2）。

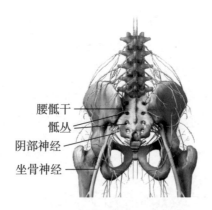

腰骶干
骶丛
阴部神经
坐骨神经

图1-3-2　骶神经和尾神经

骶丛的主要分支有：

1. 坐骨神经　坐骨神经为全身最粗大的神经，起始处宽约2cm，是骶丛全部神经根的延续，经梨状肌下孔出骨盆，在臀大肌深面经坐骨结节与股骨大转子之间至股后，在股二头肌深面下降，一般在腘窝上方分为胫神经和腓总神经。

（1）胫神经：为坐骨神经本干的直接延续。在腘窝内与腘血管伴行，在小腿经比目鱼肌深面伴胫后动脉下行到内踝后方，在屈肌支持带深面分为足底内侧神经和足底外侧神经进入足底。足底内侧神经分布于足底肌内侧群及足底内侧和内侧三个半足趾跖面皮肤；足底外侧神经分布于足底肌中间群、外侧群及足底外侧和外侧一个半足趾跖面皮肤。胫神经在腘窝和小腿还发出肌支支配小腿肌后群。胫神经自股部发出一支皮支（腓肠内侧皮神经）分布到小腿后面及内侧面，在小腿下部与发自腓总神经的腓肠外侧皮神经吻合成腓肠神经，经外踝后方向前分布于足背和小趾外侧缘皮肤。此神经损伤后主要表现为足不能跖屈，内翻无力，不能用足尖站立。因小腿前外侧群肌肉的牵拉，可出现足背屈及外翻，即"钩状足"畸形，感觉障碍主要表现在足底面。

（2）腓总神经：自坐骨神经发出后沿股二头肌内侧走向外下，绕腓骨颈外侧向前，穿腓骨长肌分为腓浅神经和腓深神经。

①腓浅神经于腓骨长、短肌和趾伸肌之间下行，分出肌支支配腓骨长、短肌，约于小腿下 1/3 处浅出为皮支，分布于小腿外侧，足背和第2~5 趾背侧皮肤。

②腓深神经与胫前动脉相伴而行，在胫骨前肌与趾长伸肌之间，下行到足背。肌支支配小腿肌前群、足背肌，皮支分布于第1、2 趾背面的皮肤。

③腓肠外侧皮神经从腘窝处的腓总神经分出，穿出深筋膜，分支分布于小腿外侧面皮肤，并与腓肠内侧皮神经（来源于胫神经）吻合成腓肠神经。腓总神经受损后临床表现为足不能背屈，趾不能伸，出现足下垂，足内翻，形成"马蹄足"畸形。感觉障碍在小腿外侧面和足背明显。

2. 臀上神经　臀上神经经梨状肌上孔出盆腔，行于臀中肌、臀小肌之间。支配臀中肌、臀小肌和阔筋膜张肌。

3. 臀下神经　臀下神经经梨状肌下孔出盆腔，到达臀大肌深面。支配臀大肌。

4.股后皮神经 穿梨状肌下孔至臀大肌下缘浅出，主要分布于股后部和腘窝的皮肤。

5.阴部神经 出梨状肌下孔，绕坐骨棘经坐骨小孔入坐骨直肠窝，然后分支，分布于会阴部和外生殖器的肌肉与皮肤（图1-3-3）。

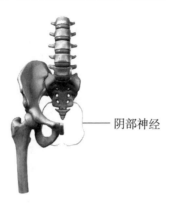

阴部神经

图 1-3-3   阴部神经

（六）腰部交感神经干

腰部交感神经干位于腹膜后的腹膜外组织内，在脊柱的前外侧，沿腰大肌的内侧缘下降，少数人的交感神经干被此肌内侧缘覆盖。腰部交感神经干的位置较胸部交感神经干更接近正中线，上端经膈的内侧腰肋弓与胸交感神经干相连；下端经髂总血管后侧入盆腔，与交感神经干的盆部相连结。腰动脉及静脉一般在它的后面，有时可有一支腰动脉或静脉在它的前面横过。右侧腰交感神经干沿下腔静脉外侧下降或部分被其覆盖，左侧在腹主动脉外侧。两侧交感神经干都与这些血管周围淋巴管及淋巴结接触。

腰神经节一般为2~8个，多数为4个。左右两侧神经节的大小、数目以及交通支的大小多不完全对称。腰神经节较胸部神经节小，形态也更不规则，呈卵圆形或不规则的扁平状。节间支较胸部及骶部更粗，常见2或3支，特别是在最末两个腰神经节，或最末腰神经节与第1骶神经节之间。此外，左、右侧神经节之间还有横支相连结；此横支经过主动脉及下腔静脉的后侧。

腰神经节分支有白交通支、灰交通支、内脏支及血管支等。

（1）白交通支：由交通支节前纤维形成，只见于第 1、2 腰神经，有时第 3、4 腰神经也存在。

（2）灰交通支：所有腰神经均有灰交通支，一支腰神经可具有两个灰交通支，或一支灰交通支分叉连接邻近的 2 支腰神经。有时可有一支腰神经连接多支灰交通支，最多者可达 5 支。

（3）内脏支：自腰神经节或节间支发出内脏支，数目可能变动，一般有 4 支。

①第 1 腰内脏神经起自第 1 腰神经节的细支；部分连结于腹腔丛或肠系膜间丛（即腹主动脉丛）的上部；部分连结于肾丛。

②第 2 腰内脏神经起自第 2 腰神经节或第 2、3 腰神经节；神经干较其他腰内脏神经稍粗。连结于肠系膜间丛的下部。

③第 3 腰内脏神经起自第 2、3 腰神经节（有时有第 4 腰神经节）或节间支。经髂总血管的前面，连接上腹下丛的上部。

④第 4 腰内脏神经起自第 4 腰神经节，为腰内脏神经中的最小支。经髂总血管的后侧，连接上腹下丛的下部或腹下神经。

（4）血管支：

①所有腰神经节均发支至腹主动脉丛，自此向下连于髂总动脉丛。

②自第 3、4 腰内脏神经发细支至髂总动脉，并包围动脉形成丛。延续于髂外及髂内动脉丛。髂外动脉丛还接受生殖股神经来的小支。

③许多节后纤维自腰神经节经灰交通支至腰神经，穿股神经，随股神经分支分布。股动脉除接受近侧髂外丛小支外，其余部分及其分支尚接受股神经肌支、皮支及隐神经的缩血管纤维。穿闭孔神经的节后纤维分布至闭孔动脉。腘动脉近侧部接受闭孔神经后支、膝关节支及隐神经的小支；其余部分接受胫神经及其关节支的小支。

此外，腰神经节还发出分布于椎骨及其韧带的分支。

（七）盆部交感神经干

盆部交感神经干是由骶部和尾部相合而成，位于骶骨前侧，骶前孔的内侧。上端与腰部连结；下端在尾骨前侧，左、右交感干会合，终于单一的尾神经节，或称奇神经节。

交感神经干骶部，有3~6个神经节，多数为4个，不过体积较小；尾部只有1个尾神经节。神经节之间以节间支串联成干。两侧骶交感神经节之间也有横支相连。

骶部的交感神经节，即骶神经节，无白交通支，其节前纤维可经下3个胸神经和上2个腰神经的白交通支至交感干；在交通干内下降至骶神经节，交换神经元。各神经节均有灰交通支至骶神经或尾神经。

骶神经节的分支有如下几个：

1. 内脏支

（1）自第1、2骶神经节发细支形成盆神经丛（即下腹下丛）或腹下神经。

（2）自连接两侧交感干的袢上发细支分布于尾骨体。

（3）有直接的小支分布于骨盆入口处的输尿管及直肠的后面。

2. 血管支

（1）至骶中动脉，形成骶中动脉丛。

（2）第1、2骶神经节发出节后纤维，大部分是间接地经下腹下丛及腹下神经的分支，或经骶丛的分支至髂内动脉；剩余部分数量不恒定的小支直接分布于邻近的髂内动脉。

（3）经阴部神经、臀上神经、臀下神经的交感纤维分布于相伴行的动脉。

（4）经坐骨神经的交感纤维分布于腘动脉及其以下的下肢动脉。

支配下肢动脉的交感神经节前纤维，来自脊髓胸下部的3个节段及腰上部的2或3个节段，经白交通支达胸下部及腰上部的交感干神经节换元；而某些纤维沿交感干下降至骶部上的2或3个神经节内换元。自胸下部及腰上部神经节换元的节后纤维，经股神经分布于股动脉及其分支。自骶上部2或3个神经节换元的节后纤维，大部经灰交通支集中于第1骶神经，然后经坐骨神经及其分支胫神经，分布于腘动脉及其以下的下肢动脉。胫后动脉近侧部接受腘肌支分出的小支，而该动脉主要是接受胫神经及其股支来的小支。腓动脉接受胫神经及踇长屈肌支来的小支。足底动脉接受胫神经的分支，而此动脉的远侧部接受足底内侧及外侧神经的小支。胫前动脉近侧部接受来自腘肌支或胫骨后肌支的小支；而该动脉主要接受来自腓深神经或其至胫骨前肌支的小支。足背动脉接受腓深神经的小支。

当下肢血管痉挛时，可手术切除腰交感干以缓解。为达到下肢血管的去交感神经支配，可手术切除第2、3腰神经节及节间支。

（二）内脏神经

盆内脏神经：由骶髓节段S2~S4的骶副交感核发出的节前纤维组成。盆腔内脏神经在盆部返回骶尾神经，并且向前方发出数条膀胱神经纤维，形成盆丛（图1-3-4）。

盆神经较细小，共3支，由第2~4骶神经前支中的副交感神经节前纤维组成。此神经加入盆丛，与交感神经纤维一起走行至盆内脏器，在脏器附近或壁内的副交感神经节交换神经元，节后纤维分布于结肠左曲以下的消化管、盆内脏器及外阴等。

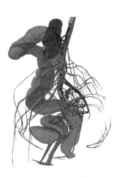

图1-3-4 盆丛

二、骨盆部的血管

（一）髂内动脉及分支

髂内动脉为一短干，长约4cm，于骶髂关节前方由髂总动脉分出后，斜向内下进入盆腔。其前外侧有输尿管越过，后方邻近腰骶干，髂内静脉和闭孔神经行于其内侧。主干行至坐骨大孔上缘处一般分为前、后两干，前干分支多至脏器，后干分支多至盆壁。

髂内动脉（图 1-3-5）按其分布，又可分为壁支与脏支。

1. 壁支

（1）髂腰动脉：起自后干，向后外方斜行，分布于髂骨、髂腰肌、腰方肌和脊髓等。

（2）骶外侧动脉：起自后干，沿骶前孔内侧下行，分布于梨状肌、尾骨肌、肛提肌和骶管内诸结构。

（3）臀上动脉：起自后干，多在腰骶干与第 1 骶神经之间，向下穿梨状肌上孔至臀部，分布于臀肌及髋关节。

（4）臀下动脉：起自前干，多在第 2、3 骶神经之间，向下穿梨状肌下孔至臀部，分布于邻近结构。

（5）闭孔动脉：起自前干，与同名静脉和神经伴行，沿盆侧壁经闭膜管至股部，分布于邻近诸肌及髋关节。该动脉在穿闭膜管前发出一耻骨支，与腹壁下动脉的耻骨支在耻骨上支后面吻合，有时吻合支粗大，约有 17.95% 的可能形成异常的闭孔动脉，行经股环或腔隙韧带的深面，向下进入闭膜管。在施行股疝手术需切开腔隙韧带时，应特别注意有无异常的闭孔动脉，避免出血。

2. 脏支

脏支包括膀胱上动脉、膀胱下动脉、子宫动脉、脐动脉、直肠下动脉以及阴部内动脉等。骶正中动脉亦分布于盆部。

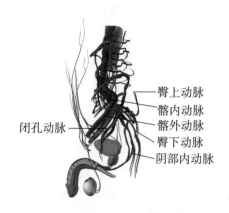

图 1-3-5　髂内动脉及其部分分支

（二）骶正中动脉

骶正中动脉起自腹主动脉分叉部上方约 1cm 处的动脉后壁，沿 L4、L5 和骶尾骨前面下降，行于腹主动脉、左髂总静脉、骶前神经、痔上血管和直肠的后面，某些终末支可沿肛提肌的肛尾缝下降至肛管和直肠。

（三）直肠上动脉

直肠上动脉亦称痔上动脉。它来自肠系膜下动脉末段，起自乙状结肠动脉最下支，横过左髂总动脉，沿着直肠后壁中线向下入骶骨前凹，分左、右二支，沿直肠两侧向下向前至直肠下部，穿过肌层至黏膜下层分布在齿状线的肛柱内（图 1-3-6）。

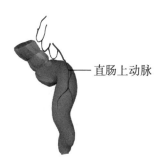

直肠上动脉

图 1-3-6　直肠上动脉

（四）髂内静脉及其属支

髂内静脉位于髂内动脉的后内侧，属支一般均与同名动脉伴行。盆部的静脉数目较多，壁薄且吻合丰富。

盆内脏器的静脉多环绕各器官形成静脉丛，男性有膀胱静脉丛、前列腺静脉丛及直肠静脉丛；女性没有前列腺静脉丛，但是有子宫静脉丛、阴道静脉丛及卵巢静脉丛等。绝大多数静脉汇入髂内静脉，而直肠下静脉和肛静脉在直肠下部与门静脉系的属支——直肠上静脉吻合，为门静脉高压的侧支循环途径之一。

髂内静脉位置较深，邻近骨盆侧壁，在髂内动脉的后内侧上升，于骶髂关节前方与髂外静脉汇合成髂总静脉。盆腔脏器的静脉多先聚集为丛，而后形成数干，汇入髂内静脉。睾丸和卵巢静脉蔓状丛分别形成睾丸静脉和卵巢静脉，与同名动脉伴行，而不汇入髂内静脉。左侧髂内静脉外径为11.6mm，右侧为11.9mm。髂内静脉无静脉瓣。在各脏器附近又组成许多静脉丛，彼此吻合，均无瓣膜。

在正常生理条件下，大部分静脉经髂内静脉回流至下腔静脉。在直肠壁上，有些注入髂内静脉的直肠中、下静脉，有些经肠系膜下静脉注入门静脉系统的直肠上静脉。因此，在门静脉发生堵塞而压力增高时，这些吻合处就发生静脉曲张，可能形成痔核。

两侧髂内静脉的壁支和脏支间有发达的吻合支相连结。脏支还通过骶前静脉丛、骶正中静脉及骶外侧静脉与椎静脉系相连。椎静脉系是无瓣膜的纵行静脉丛，向下与骨盆静脉相通，向上与颅腔静脉相通，并通过腰升静脉、奇静脉与胸、腹腔的静脉相连，由于髂总静脉和髂内静脉通常无静脉瓣，所以一定条件下，盆腔静脉血可逆流入椎静脉系。

椎管内，在脊髓的前、后部有一组很复杂的静脉，其管壁都很薄。在每一个椎间隙，这些静脉与盆腔、腹腔、胸腔的静脉均有吻合，当胸、腹腔压力增大时，这部分的静脉血就可能经过椎静脉上升至颅内静脉窦，然后再经上腔静脉回流至右心房，整个循环途径可以称为第四静脉系或椎静脉系。椎静脉系与盆腔内静脉的吻合，可以解释盆腔内的脓肿或恶性肿瘤转移至盆骨、椎骨和股骨，甚至转移至脑，但不一定转移至肝、肺。脊柱手术后，血栓常发生于下肢，可能为右髂总动脉挤压左髂总静脉所致。手术时如采用俯卧位，应注意勿使腹部受压，不仅要保证一定的呼吸量，而且要避免静脉血流阻滞，术后应避免长期腹部受压和俯卧位，以免静脉血流阻滞。髂总静脉一般缺少瓣膜，仅个别人可能存在。亚洲人中存在髂外静脉瓣膜的比例较欧美人高。

三、骨盆部的筋膜

骨盆的筋膜可以分为腰骶尾部的筋膜、盆筋膜、髂筋膜、臀部筋膜及大腿筋膜。

（一）腰骶尾部的筋膜

1. 浅筋膜 腰骶尾部的浅筋膜即皮下筋膜，同相邻区部的浅筋膜层连续，有许多结缔组织纤维束与深筋膜相连，其结缔组织纤维分隔形成的小房含大量脂肪。浅筋膜层中有皮神经和皮血管，它们都是小支，发自深层的神经和血管。

2. 深筋膜 深筋膜即固有筋膜，骶尾区的深筋膜薄弱，与骶骨背面骨膜相融合。腰区的深筋膜分浅、深两层，浅层很薄弱，是一层薄的纤维膜，上方延续胸廓背面的深筋膜浅层，侧方连腹前外侧壁的深筋膜，向下附着于髂嵴，并和臀筋膜延续，内侧方于人体正中平面附着至各腰椎棘突、骶中棘和连结各棘突游离端的棘上韧带。腰部深筋膜深层很发达，与背部深层筋膜相续，呈腱膜性质，合称为腰背筋膜或胸腰筋膜。

腰背筋膜在胸背部较为薄弱，覆于竖脊肌表面，向上贯项筋膜，内侧附于胸椎棘突和棘上韧带，外侧附于肋角和肋间筋膜，向下至腰部增厚，并分为前、中、后三层。

（1）后层：覆盖竖脊肌表面，与背阔肌和下后锯肌腱膜融合，向下附着于髂嵴和骶外侧嵴，内侧附于腰椎棘突、棘上韧带和骶正中嵴，外侧在竖脊肌外侧缘与中层融合形成竖脊肌鞘，后层与中层联合成一筋膜板续向外侧方，至腰方肌外侧缘时前层也加入，共同形成腹横肌及腹内斜肌起始部的腱膜。腹横肌的起始筋膜比腹内斜肌的起始筋膜宽很多。由此可见，腰背筋膜既是间隔各肌的筋膜，也是一些骨骼肌起始部腱膜的附着部位。腰背筋膜后层在髂后上棘连线以上与竖脊肌总腱间隔以少量疏松结缔组织及脂肪，形成腰背筋膜下间隙，腰神经后外侧皮支穿行其中。

（2）中层：位于竖脊肌与腰方肌之间，内侧附于腰椎横突尖和横突间韧带，外侧在腰方肌外侧缘与前层融合，形成腰方肌肌鞘，向上附于第12肋下缘，向下附于髂嵴，此层上部附于第12肋和腰椎横突之间的部分增厚，形成腰肋韧带。韧带的锐利边缘是胸膜下方返折线的标志。

（3）前层：又称腰方肌筋膜，覆盖于腰方肌前面，内侧附于腰椎横突尖，向下附于髂腰韧带和髂嵴后份，上部增厚形成内、外侧弓状韧带。

前层在腰方肌外侧缘处同腰背筋膜中、后层融合，形成筋膜板，由此向外侧方，是腹横肌的起始腱膜。

> 由于腰部遭受外伤、劳损或感受寒凉，可出现腰背筋膜的损伤及炎症；在骨盆失衡患者由于骨盆位置异常，常使这些筋膜受到牵拉，是出现腰臀腿痛的重要原因。

（二）盆筋膜

盆筋膜是腹内筋膜的一部分，被覆于盆壁肌的表面，并反折至盆内脏器的表面，因此盆筋膜可分为盆壁筋膜、盆膈筋膜和盆脏筋膜等。

1.盆壁筋膜　覆盖于盆壁内面。位于骶骨前方的部分称骶前筋膜，位于梨状肌与闭孔内肌表面的部分分别称梨状肌筋膜和闭孔筋膜。盆壁筋膜在耻骨盆面至坐骨棘之间明显增厚，形成肛提肌腱弓，为肛提肌起端及盆膈上筋膜的附着处。

2.盆膈筋膜　覆盖于肛提肌与尾骨肌上面的部分，是盆壁筋膜向下的延续，盆膈上筋膜向盆腔内脏器周围移行为盆脏筋膜。盆膈下筋膜又称盆膈外筋膜，覆盖于肛提肌与尾骨肌的下面，为臀筋膜向会阴的直接延续。

3.盆脏筋膜　包绕盆内脏器表面，是盆膈上筋膜向脏器的延续，在脏器周围分别形成筋膜鞘、筋膜隔及韧带等，具有支持和固定脏器的作用。

（三）髂筋膜

髂筋膜遮盖髂腰肌表面，发育良好，属于腹内筋膜的一部分。该筋膜的上内侧与腰大肌筋膜延续，并与腰方肌筋膜相融合；内侧附着于骶骨翼和腰椎体的侧面；下内侧止于弓状线；外侧附着于髂嵴内唇。髂筋膜与髂窝、脊柱腰部共同形成一筋膜鞘，鞘内包含髂腰肌。该筋膜伴随髂腰肌经腹股沟韧带深面向股部延伸，直达股骨小转子。经髂耻沟前面，同时遮盖耻骨肌，称为髂耻筋膜。临床上腰大肌脓肿时，脓液可沿髂筋膜的深面，经髂腰肌的骨性纤维鞘内下降，经腹股沟韧带深面、股血管的外侧达股上部。若此鞘被脓液穿破，则脓液可沿股动脉下降，经长收肌的深面流向大腿内侧。

（四）臀部筋膜

臀部浅筋膜较发达，有许多纤维束连接皮肤与深筋膜，其间充满较厚的皮下脂肪，与臀大肌共同形成臀部的凸隆外形。而后下部厚而致密，形成脂肪垫，承受坐位时的压力。

臀部的深筋膜称臀筋膜，上方附着于髂嵴外唇，并和腰筋膜相延续，向下续于阔筋膜。臀筋膜在臀大肌上缘分为两层包绕臀大肌，由筋膜深面向臀大肌肌束间发出许多小的纤维隔，分隔各个肌束，故筋膜与肌肉结合紧密。其内侧与骶骨背面融合，外侧移行于阔筋膜，并参与髂胫束的形成。臀筋膜损伤可引起腰腿痛，称为臀筋膜综合征。

（五）大腿筋膜

1.浅筋膜　大腿浅筋膜一般含脂肪组织较多，向上续于腹壁的浅筋膜，向下续于小腿浅筋膜。在腹股沟韧带稍下方，浅筋膜分为深、浅两层，向上分别与腹前壁浅筋膜浅层和浅筋膜深层相续。浅层含有脂肪，深层为膜性层，膜性层纤薄，在腹股沟韧带下方约一横指处与阔筋膜相融合。向内侧沿精索的外侧斜行，附着于耻骨结节、耻骨弓，最后与会阴浅筋膜、阴茎筋膜和阴囊内膜相续。在大腿浅筋膜与深筋膜之间，含有皮静脉、皮神经和淋巴结等。

2.深筋膜　又称大腿固有筋膜或阔筋膜，为全身最厚的筋膜，与其他处的深筋膜一样，附着于下肢的骨性部分及韧带，上端附着于髂前上棘、腹股沟韧带、耻骨结节、耻骨联合、耻骨弓、坐骨结节、骶结节韧带、骶正中嵴、髂嵴外唇，并延续于臀筋膜；下端附着于胫骨内、外髁，胫骨粗隆和膝关节周围的其他韧带和肌腱，并有一部分移行于小腿深筋膜和腘筋膜。阔筋膜在大腿内侧比较薄弱，而在大腿外侧甚为发达，外侧部由两层较薄的环形纤维，中间夹以强韧的纵行纤维而成为一纵行的带状腱膜，称髂胫束或髂胫韧带。其上方起自髂嵴外唇（前方至髂前上棘，后方至髂结节），越过大转子后方，附着于股骨粗线，与外侧肌间隔密切相连，向下止于胫骨外侧髁，部分纤维延续为髌外侧支持带。髂胫束前部纤维为阔筋膜张肌的腱膜，后部纤维为臀大肌肌腱的延续部分。实际上，髂胫束为阔筋膜张肌与臀大肌的结合腱。髂胫束向下的纤维除止于胫骨外侧髁外，还止于腓骨头及膝关节囊。

髂胫束对于维持人体的直立姿势相当重要。髂胫束挛缩可导致骨盆倾斜和代偿性脊柱侧凸。双侧髂胫束挛缩可引起腰前凸明显加大。胫骨内旋时，髂胫束明显紧张，膝关节屈曲并胫骨强力内旋时，可引起髂胫束损伤。膝关节伸直时，髂胫束位于膝关节横轴之前，但膝关节屈曲时，位于此轴之后。髂胫束与股骨外侧髁及胫骨粗隆不直接相连，股骨外上髁为骨性突起，恰好位于髂胫束之后。膝关节屈伸时，髂胫束在其上滑动。外上髁尖端有一滑膜囊，膝关节长期屈伸运动，使髂胫束重复在其上滑动，日久，髂胫束及骨膜遭受摩擦刺激或滑膜囊发生炎症，屈伸时产生响声，引起疼痛，即所谓髂胫束摩擦综合征，患者习惯于伸直膝关节，以减少摩擦引起的疼痛。髂胫束下部过于挛缩或有附着于髌骨外方止点的异常时，可能造成髌骨向外脱位。

第四节　骨盆相关体表标志

临床中为了诊疗的需要，我们通常将腰椎下部及股骨上部都纳入骨盆中。这样骨盆部的上界后面为第3腰椎棘突与横突，前面以脐为界；下部后面以臀横纹为界，前面为耻骨的下缘。骨盆部体表标志分为腹部标志、腰骶部标志等。

一、腹部标志

1. 前正中线　起自剑胸结合处，下达耻骨联合上缘，全长被脐分成脐上段和脐下段；它实际上是一皮肤浅沟，瘦者尤为明显。前正中线的深层是腹白线，由腹部三层扁肌的腱膜在左、右侧腹直肌之间交织构成。

2. 脐　与侧髂嵴最高点约在同一平面，向后平 L4 棘突或棘间，但因年龄、性别、体态和胖瘦程度而有变化。自脐向两侧并稍向上斜的带状皮肤节段（皮节），由第 10 胸神经皮支支配，据此，可以推算腹部的其他皮肤节段。脐的位置是否居中及与两侧髂前上棘的距离是否一致是判断骨盆是否失衡的重要方法。

3.耻骨联合　腹部前正中线下端易扪及。耻骨联合上缘是小骨盆入口的界线之一，其前面有腹直肌附着。空虚状态的膀胱位于耻骨联合上缘平面以下。

4.耻骨和耻骨结节　耻骨嵴是自耻骨联合上缘向外侧方延伸的横向骨嵴，约2~3cm，终于耻骨结节，肥胖者不易扪及。耻骨嵴的直上方，是腹股沟管浅环的内侧，此环的中心点在耻骨结节的直下方。耻骨嵴上有锥状肌及腹直肌附着。耻骨结节上有腹股沟韧带附着。

5.腹股沟韧带　为附着于髂前上棘和耻骨结节之间的韧带，也是腹部和股部的分界线。此韧带的中点上方一横指处为腹股沟管腹环所在部位。中点的深面有股动脉通过。

6.腹直肌　为腹白线两侧的纵行肌性隆起。此肌发达者可显出数条横纹，为腹直肌腱划之所在。

二、腰骶（尾）部标志

1.腰椎棘突　在后正中线上可触及腰椎棘突，两髂嵴最高点的连线平L4棘突，定位时一般以此为标志可逐个触及。其上有背阔肌、竖脊肌、横突棘肌、棘上韧带、棘间韧带、腰背筋膜等附着。腰椎棘突也是判断腰段脊柱有无侧弯、旋扭及曲度变化的标志。

2.骶正中嵴　骶骨背面后正中线上，有一列纵行隆起，即骶正中嵴，为骶椎棘突融合而成。此线上有3~4个结节，以S2、S3棘突最显著。其附着结构同腰椎棘突。

3.骶中间嵴　在骶正中嵴稍外侧，一列不太明显的粗线，为关节突融合的遗迹。有竖脊肌、骶髂后韧带等附着。

4.骶外侧嵴　骶中间嵴稍外侧4个隆起形成一断续的粗线，为横突融合的遗迹，其内侧一拇指宽处有骶后孔，经骶后孔做骶神经阻滞时，骶骨侧嵴为良好的体表标志。其上有腰背筋膜、骶髂后韧带、骶结节韧带等附着。

5.骶管裂孔　沿骶正中嵴稍下，由S4、S5背面的切迹与尾骨围成的孔，是椎管的下口，为腰俞穴所在。临床上常经此行骶管阻滞。

6. 骶角　为骶管裂孔两侧向下的突起，是骶管阻滞进针的体表标志。

7. 尾骨　位于骶骨下方，肛门后方，有肛尾韧带附着。

8. L3 横突　较粗大，易于腰部触及。其上有竖脊肌、腹内斜肌、腹外斜肌及腰方肌等附着。

9. 肋角　也叫腰肋角，为竖脊肌外侧缘与第 12 肋的交角。肾脏位于该角深部。肾脏疾患时，该角有压痛和叩击痛。

10. 髂嵴　位于腰部与臀部的交界处，全长均可触及，其前端为髂前上棘，后端为髂后上棘，髂嵴的最高点为髂结节。髂嵴于竖脊肌外侧缘附近有臀上皮神经穿过。髂嵴为髂骨翼的上缘，是椎骨计数的标志，两侧髂嵴最高点的连线平 L4 棘突。髂嵴的内、外侧缘称为内、外唇，髂嵴前部的内唇有腹横肌及腰方肌附着，外唇有阔筋膜张肌、背阔肌、腹外斜肌及臀中肌附着，内、外唇之间有腹内斜肌附着。

11. 髂后上棘　是髂骨后端的突起，两侧髂后上棘的连线平 S2 棘突，这个平面同时相当于蛛网膜下隙的终末处。其上有骶结节韧带、骶髂后长韧带及多裂肌附着。

12. 菱形区　在骶尾部有一凹陷，凹陷的两侧为髂后上棘，上端平 L5 棘突下方，下端为两侧髂后上棘和尾骨尖的连线，称为菱形区。腰、骶、尾椎骨折或骨盆畸形时，菱形区会变形。

13. 股骨大转子　位于一侧髂前上棘与坐骨结节连线之中点，其顶端距髂嵴约一手掌宽。当臀中肌特别发达、突出时，大转子处呈一凹陷，以手按此处，屈伸下肢，即可感到大转子的滑动。由于阔筋膜张肌居大转子和髂嵴间，当大腿内收时，阔筋膜紧张，大转子上缘不易摸到；外展时，阔筋膜松弛，大转子比较容易摸到。大转子外侧面有臀中肌附着，上缘有梨状肌附着；下缘呈嵴状，有股外侧肌附着；前缘有臀小肌附着。

14. 股骨头　在髂前上棘至耻骨联合上缘连线的中点，也是腹股沟的中点，稍下向后用力摸，同时旋转大腿，可摸清。股骨头疾患时此处有压痛。

15. 臀部　身体直立时，臀部向后凸的隆起为臀大肌的轮廓。臀大肌的下缘与臀沟并不一致，也是从内上向外下斜行交叉过臀沟的中部。大腿主动内旋时，髂前上棘的下外侧出现一隆起，此隆起系阔筋膜张肌和深层的臀中肌、臀小肌。

16. 股部 用力伸下肢时，在大腿外侧可见髂胫束张于皮下，尤其在下段更为明显；在大腿前面中、下部尖向上的三角形隆起为股四头肌的轮廓，其内下部为股内侧肌，外上部为股外侧肌。内侧缘的隆起为缝匠肌，大腿前面的内侧区为内收肌群。膝关节屈曲时，可摸到腘窝外侧的股二头肌肌腱，腘窝内侧的半腱肌肌腱和半膜肌肌腱。

三、体表投影

1. 臀上动脉、静脉及神经 髂后上棘与股骨大转子尖连线的上、中1/3 交点，即为臀上动脉、静脉及神经出盆处的投影。

2. 臀下动脉、静脉及神经 髂后上棘与坐骨结节连线的中点，即为臀下动脉、静脉及神经出盆的投影。

3. 坐骨神经 髂后上棘与坐骨结节连线中点至股骨大转子尖连线的内、中 1/3 交界处，坐骨结节与股骨大转子连线的中点，至股骨两髁之间连线的中点，此 3 点的连线，即为坐骨神经在臀部与股后区行经的投影。

4. 股动脉 屈髋稍外展、外旋位，髂前上棘与耻骨联合连线的中点及收肌结节连线的上 2/3 段，即为股动脉的投影。

第二章　骨盆的生理功能和生物力学特征

　　骨盆位于身体中部，在结构上可以看作一个完整的闭合骨环，由骶骨及两侧髋骨借强韧的韧带和纤维软骨连接。后环由两侧宽大的髋骨在其后与骶骨形成骶髂关节；前环由前方正中两侧耻骨支、坐骨支与耻骨联合形成。骨盆的稳定性主要依靠骨盆后部的骶髂复合体、前部的耻骨联合及骶髂关节周围的韧带等结构维持。骨盆具有连接脊柱和下肢、保护盆腔脏器、支持并传递重力的作用。

第一节　连接脊柱与下肢

　　骨盆由骶骨、尾骨和两侧髋骨组成，借助坚强有力的韧带将诸盆骨连结成为一个整体。骶骨和 L5 构成了复杂的腰骶关节，既成就了腰椎的灵活性，又保证了躯干的稳定性。

　　髋骨被称为下肢带骨，髋骨是由髂骨、坐骨和耻骨融合而成螺旋状结构，髋臼就在这 3 块骨骼的融合处，3 块骨骼初为软骨连接，16 岁左右形成骨性连接，形成一体后就会有 3 个骨髓腔，3 块骨融合处的外侧即髋臼，后者与股骨头构成髋关节。这种结构既能增加骨骼的坚固程度，又能减轻骨骼自身的重量，是骨盆轻量化构造的体现。骶骨位于骨盆的后正中部，上三个骶椎两侧的耳状关节面和两侧髋骨的耳状关节面连接，构成骶髂关节。骶髂关节是滑膜关节，但一般只能作上下的微动。

　　骨盆环是由骶骨及两侧髋骨借后方强韧的韧带和前方的纤维软骨构成的完整的环，可以分成两个弓，后弓由骶骨上 3 节、骶髂关节及由骶髂关节至髋臼的髂骨部分构成；前弓由髂骨至耻骨的部分构成，两弓在相当于髋臼的平面相交。后弓是直立位或坐位负重部分，比较坚固，不易骨折，前弓连接两侧后弓，比较脆弱，易发生骨折。

从性质上说，骨盆弓可分承重弓和联结弓两种。承重弓即股骶弓和坐骶弓，前者起于髋臼，上行经髂骨至骶骨，站立时承受体重；后者起于坐骨结节，经坐骨支和髂骨后部至骶骨，坐位时承受体重。联结弓在骨盆前面，一方面借耻骨体及上支与股骶弓相连，另一方面借耻骨、坐骨的下支与坐骶弓相连，这两种连接方式均能稳定及加强股骶弓和坐骶弓（图 2-1-1、图 2-1-2）。

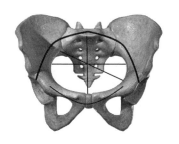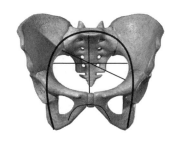

图 2-1-1　股骶弓：站立时承重　　　图 2-1-2　骶坐弓：坐位时承重

身体的重量向下传达时，重力至骶骨底和骶骨上 3 节，之后经过髂骨，这样可以使骶骨向下，同时骶岬向前、向下。站立时身体重量传达至髋臼和股骨，坐位时则重量作用在坐骨结节。

由此能看出重力对骨结构的影响。

站立时，髋臼和骨盆的侧壁有互相挤压的倾向，耻骨有支撑作用，可以防止这种现象发生。成人软骨病时，骨盆的侧壁向内凹陷，坐位时，两侧的坐骨结节有分开的倾向。

骨盆前、后弓，包括了两个骶髂关节和一个耻骨联合，这些结构具有一定弹性，在运动中可以减少震荡，又因为均有韧带连结，在剧烈的运动中亦能维持稳定。

第二节　保护内脏

骨盆是躯干与自由下肢骨之间的骨性成分，起着传导重力和支持、保护盆腔脏器的作用。人体直立时，体重自 L5、骶骨经两侧的骶髂关节、髋臼传导至两侧的股骨头，再由股骨头往下到达下肢，这种弓形力传递线称为股骶弓；当坐位时，体重由骶髂关节传导至两侧坐骨结节，此种弓形的力传递线叫坐骶弓（图2-2-1）。骨盆前部有两条约束弓，以防止上述两弓向两侧分开。一条在耻骨联合处连接两侧耻骨上支，可防止股骶弓被挤压；另一条为两侧耻骨与坐骨下支连成的耻骨弓，可约束坐骶弓不致散开。约束弓不如重力弓坚强有力，外伤时，约束弓的耻骨上支较下支更易骨折。

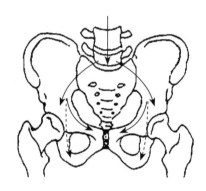

图 2-2-1　骨盆传导方向

骨盆具有保护盆腔脏器的作用，盆腔内的泌尿、生殖及消化器官在骨盆壁的强劲保护下，具有安全且充足的活动空间。骨盆除前上部腹壁和下部会阴较弱外，两侧均极坚固。骨盆还是骨盆肌肉及一些下肢肌肉的起止处。骨盆各骨均为海绵骨构成，有丰富的肌肉保护，血供良好，骨折后易愈合。

第三节　参与运动

骨盆参与关节的运动，关节周围主要的韧带有骶髂前韧带、骶髂后韧带、骶髂间韧带及骶结节韧带等。两侧的耻骨体在骨盆前正中线连接，形成耻骨联合，关节面覆以透明软骨，其间的纤维软骨盘具有连接作用。关节周围还有前、后、上、下四条韧带以助耻骨体的连接。正常的耻骨联合间距为 0.1~0.6cm，平均 0.5cm。

　　骨盆的位置，因人体姿势的不同而变动，人体直立时，骨盆向前方倾斜，骨盆上口平面与水平面形成一定的角度，称为骨盆倾斜度，男性为 50°~55°，女性可为 60°。由于骨盆向前方倾斜，使耻骨联合的后面向后上方，骶骨及尾骨向前下方。骨盆倾斜度影响脊柱的弯曲，倾斜度增大，重心前移，必然导致腰曲前凸增大；反之，倾斜度减小，导致腰曲减小。

　　其运动学特征，体现了骨盆的运动特点，主要涉及如下关节的运动。

　　1. 骶髂关节的运动　运动范围很小，骶骨仅可在髂骨上做上下滑动和少量前后运动或髂骨在固定的骶骨上做同样的运动，骶髂关节的活动范围为 2°~8°，平均运动范围为 4°。

　　2. 髋关节的运动　髋关节能绕三个基本轴运动，其基本运动方向有：屈伸、内收外展、旋内旋外及环转。

　　（1）屈、伸：髋关节在矢状面内围绕横轴前后运动，向前为屈，向后为伸。范围：髋关节屈为 0°~125°，伸为 0°~15°。测定方法：被检查者取平卧位，下肢伸直，此时髋关节处于 0° 位。下肢抬高，大腿紧靠腹部为屈髋，下肢向后提拉为伸髋（图 2-3-1）。

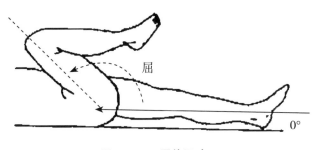

图 2-3-1　屈伸运动

　　（2）内收、外展：髋关节在额状面内绕矢状轴的运动。范围：内收范围一般为 0°~45°，外展为 0°~45°。测量方法：下肢向躯干正中线靠拢为内收，远离躯干正中线为外展（图 2-3-2）。

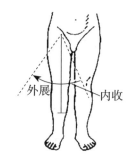

图 2-3-2　内收外展运动

（3）内旋、外旋：髋关节在水平面内绕纵轴旋转。范围：内旋、外旋范围均为 0°~45°，但外旋运动大于内旋运动。髋关节的内旋和外旋运动有下列三种体位测量方法（图 2-3-3）。

A. 髋膝伸直位：下肢伸直位，肢体（股骨）内旋或外旋；

B. 仰卧屈髋屈膝 90° 位：以股骨头为中心的股骨轴旋转；

C. 俯卧伸髋屈膝 90° 位：以股骨头为中心的轴向旋转。

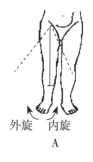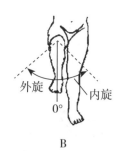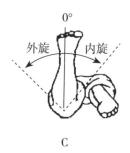

图 2-3-3　内旋外旋运动

（4）髋关节的附加运动：向远侧牵开和外、前、后的滑动。正常情况下，髋关节内部有负压，防止关节的牵开和脱位。

（5）髋关节在日常生活中的主动运动范围：髋关节只要能屈曲 120°、外展 20°、外旋 20°，即可保证日常活动的进行。髋关节在正常行走时的平均运动幅度是：在矢状面、冠状面和水平面分别为 52°、12° 和 13°。在各个方向上的平均活动度为：屈曲 37°、外展 7°、内旋 5° 和外旋 9°。

第四节 骨盆的生物力学特征

骨盆是躯干和下肢的桥梁，躯干重力是通过骨性骨盆结构向下肢传递。以髋臼为界，可将骨盆环分为前、后两部分。骨盆后部是承重的主要部分，故称承重弓或主弓。骨盆承接和向下传递躯干重力是通过承重弓来完成的，骨盆传递重力部位的骨小梁呈弧形排列，主要集中于骶骨翼、弓状线、髋臼上部及坐骨结节。立位时，躯干重力是通过两侧骶髂关节、髂骨后部及髋臼至股骨，该承重弓称为骶股弓。坐位时，重力经髂骨后部及坐骨上支抵坐骨结节，称为骶坐弓。骨盆前部由两侧耻骨上、下支与耻骨联合构成的弓形结构称为联结弓（或称副弓）。联结弓有两个，一个经耻骨体及其水平支连接骶股弓，另一个经耻骨体及其下支与坐骨支连接骶坐弓。副弓的力学作用是稳定和加强主弓。

骨盆骨骼在力线经过的部位骨质增厚，骨小梁亦按应力线排列。主弓骨质粗厚坚实，副弓则较薄弱。因此，骨盆受损时副弓常先折断，而主弓骨折时副弓常多同时骨折。承重弓骨折将破坏骨盆环的稳定性，影响承重功能。有关骨盆环稳定性结构的认识，是骨盆损伤评估和治疗的基础。

骨盆的稳定不仅依赖于骨结构，而且依赖于强韧的韧带将 3 块盆骨，即两块髂骨和一块骶骨连接在一起。骨盆环的稳定依赖于骶髂后负重复合体的完整。主要是骶髂韧带，骶结节和骶棘韧带的完整。复杂的骶髂后韧带复合是非常巧妙的生物力学结构，它可以承受从脊柱到下肢负重力的传导。骶髂后骨间韧带是人体中最坚固的韧带，以维持骶骨在骨盆环中的正常位置。骶髂后复合韧带如同一个吊桥的绳索稳定骶骨。髂腰韧带连接 L5 横突到髂嵴和骶髂骨间韧带的纤维横行交织在一起，并进一步加强了悬吊机制。

粗大的骶棘韧带从骶骨外缘横行止于坐骨棘，防止骨盆的外旋；骶结节韧带大部分起于骶髂后复合体几乎呈垂直走行，止于坐骨结节，对抗作用于骨盆的外旋力和垂直剪力。因此，骶棘韧带和骶结节韧带相互作用，很好地控制了作用于骨盆上的两种主要外力，即外旋和垂直外力，并以此种方式加强骶髂后韧带。骶髂前韧带变平，较薄，可对抗骨盆外旋力和剪力。

一项生物力学实验证实，骶嵴和骶髂前韧带有抵抗外旋暴力，限制骨盆外旋的作用。而骶髂后复合韧带主要抵抗垂直间接暴力。如果保持骶髂后韧带的完整，即使其他韧带均断裂，亦不会发生骨盆的上下移位和向后移位，然而此时骨盆为旋转不稳定。这种旋转不稳定的骨盆可以依靠完整的后韧带复合作为合页而恢复骨盆的解剖完整性，即骶髂后复合韧带控制外旋暴力作用差。

另一项生物力学实验证明，耻骨联合韧带对耻骨联合有稳定作用。然而骶嵴和骶结节韧带对骶髂关节和耻骨联合的稳定性均不产生影响。腹壁及其筋膜有控制骨盆旋转作用，并进一步由生物力学实验所证实。到目前为止，对腹股沟韧带对骨盆的稳定作用的研究甚少。

第三章　骨盆失衡的概念与常见症状

第一节　骨盆平衡的概念

"平衡"的概念是中医学理论的基石。在中医学体系中，不同的专业学科重视不同角度的平衡。或是升与降的平衡，或是寒与热的平衡，或是动与静的平衡，或是上与下的平衡，或是左与右的平衡。《素问·生气通天论》中记载："阴平阳秘，精神乃治，阴阳离决，精气乃绝。"阴与阳相互对抗、相互制约和相互排斥，以求其统一，取得阴阳之间相对的动态平衡，这就是人体发挥正常生理功能的基础。

在人体骨骼系统中，骨盆是骨骼系统的中心，是基座，支撑着由26个椎骨串联在一起的脊柱体，具有保护盆腔脏器、连接躯干和下肢、支持并传递重力的作用。骨盆是身体上下的枢纽，起自骶髂的腰背筋膜和背阔肌，向上可以影响到头部和上肢的运动；起自髋骨的腘绳肌和缝匠肌等向下，可以影响到小腿甚至到脚踝的运动。骨盆是身体左右的核心，它向上需要为脊柱的侧屈和旋转以及左右上肢的不对称运动提供坚实的基础，向下需要平衡来自双下肢的支撑力或冲击力。

骨盆的平衡观念来源于中医学基本理论的指导与我们多年临床诊治相关疾病经验的结合。人类从四肢行走变为双足直立，决定了健康骨盆对人体前所未有的重要性，细长的身体也决定了骨盆的平衡问题会成为影响人体健康的重大问题。与《黄帝内经》所载"阴平阳秘，精神乃治……阴阳失调，百病生焉""调整阴阳，以平为期"是不谋而合的。正常情况下，骨盆的活动应在生理范围内进行，当骨盆活动超越生理范围，且不能自行复位者称"骨盆失衡"或"骨盆移位"；骨盆平衡疗法，就是指对已失衡的骨盆施以一套特定的治疗手法，使已失衡的骨盆重新回到平衡状态。

骨盆的平衡，包括外平衡和内平衡。

一、骨盆的外平衡

外平衡，指的是骨盆作为整体结构在全身运动系统中位置的平衡，包括下肢，尤其是股骨对骨盆的支撑是否平衡，以及上半身躯干，主要是脊柱与骨盆的关系是否平衡。双下肢在各个方向的失衡，可以通过影响骨盆的位置而影响到躯干和上肢；同样上半身的位置失衡，可以通过改变骨盆的平衡状态而影响到下肢（图 3-1-1）。

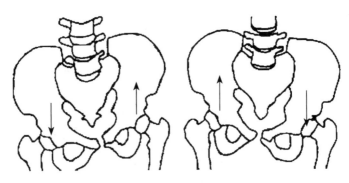

图 3-1-1　骨盆失衡

（一）股骨与髋骨关系的平衡

在矢状面，股骨长轴延长线与髂骨前、后上棘连线交叉形成的角度，前下方角度范围在 25°~35°，角度增大，为髋骨后倾；角度减小，为髋骨前倾。这种骨盆整体前、后倾斜，往往导致髋关节的前、后群肌肉功能的失调。骨盆后倾者，为了保证骨盆对上半身的支撑作用，髋关节前群肌肉，诸如阔筋膜张肌、股直肌、缝匠肌及臀中肌前部纤维会紧张粗大，长时间如此，会出现劳损乃至变性；反之亦然。

在额状面，要求两个股骨头的高度在同一水平线上，两侧高低不同，会导致整体骨盆的侧倾，这种情况往往出现于脊髓灰质炎、下肢骨折预后不良、单侧膝关节畸形等。

在水平面，要求两侧股骨头前后位置一致，如果单侧股骨头的位置更靠前，会直接导致整个骨盆沿垂直轴发生向对侧旋转，破坏骨盆外平衡。这种情况经常出现于下肢单侧行走功能障碍，腰、腹肌过度代偿，或先天性髋关节半脱位患者，骨盆的外平衡在多个方向被破坏。

（二）骨盆的外平衡是腰椎与骶骨关系的平衡

在矢状面，腰椎前凸最前方与 L5 下缘最前方的连线延长线与骶骨上缘连线形成的夹角，前下方角度范围在 20°~30°，角度增大，为骶骨后倾；角度减小，为骶骨前倾。在骨盆的内平衡没有被破坏的情况中，腰骶关节的平衡被破坏，经常出现于脊柱本身的骨关节病所致的脊柱力线变化，也可以出现于脊柱前后肌力明显失调所致的脊柱生理性弯曲改变。

脊柱的侧弯或旋转，带动骨盆整体侧倾或旋转的情况，并不多见。腰椎各关节属于灵活关节，在大多数情况下，不存在使腰椎持续稳定在侧弯或旋转的力学基础。骨盆作为腰椎的底座，它对腰椎的影响力，远大于腰椎对骨盆的影响力。

在急性腰椎小关节错缝或腰椎间盘突出症急性期的患者中，由于疼痛出现的强迫体位，促使腰椎张开小关节，并侧屈和旋转向对侧。此类患者中，骨盆与脊柱的平衡明显被打破，出现骨盆失衡。但是我们临床实践中也发现，当骨盆内平衡没有被完全破坏的情况下，骨盆与腰椎的失衡，仍然以围绕额状轴的屈伸变化为主。

二、骨盆的内平衡

内平衡，指的是骨盆内部骶骨与两块髋骨以及耻骨联合之间的平衡。人体在运动中，来自上与下、左与右各个方向的力，往往交汇于骨盆，这种扭挫力通过杠杆的放大，在传递过程中，容易造成骨盆内部平衡的失调，从而影响全身其他相关组织结构。某些情况下，外伤中直接暴力对骨盆的撞击，也可以导致骨盆内平衡的破坏。

首先是骶骨与髂骨的平衡。骶髂关节的附属稳定结构非常强大，是骶髂关节正常运转的重要保证。一方面连接脊柱，一方面连接下肢，在日常生活中遇到的考验十分频繁。因此，骶髂关节在各种损伤因素的作用下，当其平衡装置被破坏后，骶骨与髂骨的正常位置就会发生改变。

这两者的失衡状况，在临床中有很多种具体表现，比较常见的是髂骨绕冠状轴进行前后倾斜，以及髂骨绕垂直轴沿骶髂关节"L"形关节面进行左右旋动。这些运动的轴心并不是固定的，由于骶髂关节面参差不平，所以有的时候冠状运动轴靠上，在骶髂关节失衡中，就会表现为坐骨结节后翘明显，髂后上棘前移轻微；有的时候垂直运动轴靠后，如果右侧髂骨向右旋转，则表现为骨盆前方开口变宽明显，后方右侧髂后上棘突起变化不明显。

其次是双侧髋骨的平衡。双侧髋骨在正常情况下，应该是完全对称的，耻骨联合表现正常。在骨盆的内平衡被破坏时，双侧耻骨上支可在多个方向进行移动，造成双侧髋骨的不对称，引发一系列的临床症状。

第二节　骨盆平衡的重要性

骨盆是由骶骨、尾骨和左、右两块髋骨组成的。在 4 块骨骼之间有强韧的关节，并由韧带、软骨和关节连接在一起，由于长得像盆，因此名为"骨盆"（图 3-2-1）。我们强调骨盆平衡对人体的重要性，可以把它看作人体上下、左右的"代言人"，也可以认为它是人体上下、左右各个结构的"指挥家"，骨盆的问题牵一发而动全身。

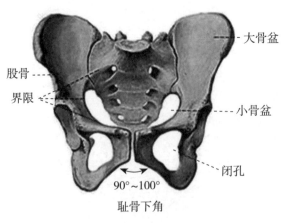

图 3-2-1　骨盆

　　其中，髋骨又由髂骨、坐骨和耻骨融合而成，而髋骨的前方在耻骨之间由软骨相连，称为耻骨联合，分娩时耻骨联合稍能松动，为胎儿娩出提供了条件。骶骨由5块骶椎融合而成。尾骨包括4~5块尾椎。骶椎和尾骨借韧带连接成骶尾关节，此关节活动性很大，在分娩时尾骨可以向后移动使骨盆出口的前后距离增加，有利于胎儿的自然分娩。在两髋骨与骶骨的耳状面之间形成骶髂关节，此关节活动范围甚小。骨盆各部之间有两对坚实的韧带，一是连接骶尾骨与坐骨结节之间的骶结节韧带；另一个是连接骶尾骨与坐骨棘之间的骶棘韧带（图3-2-2）。

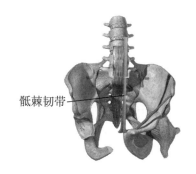

骶棘韧带

图 3-2-2　骶棘韧带

　　据临床观察，正常情况下的骨盆活动度很小，只有在全身运动时稍有一点活动，但对调节人体脊柱平衡和稳定有重要作用。

　　骨盆是整个脊柱的底座，其平衡对脊柱来说具有重要意义。当人体直立时，骨盆向前倾斜，形成正常的倾斜度。当骨盆倾斜度发生改变时就会影响脊柱在矢状面的重力传递线。倾斜度增大，重力前移，脊柱势必前倾。如欲保持脊柱平衡，腰椎必须增加其前凸的角度；反之，倾斜度减少，易致脊柱腰段产生代偿性后凸，表现为正常的前凸减少。因为人体是一个统一的整体，一旦骨盆平衡失调，不仅直接影响脊柱的力学平衡系统，还会引起其他相关系统的病变，如脊柱系统生物力学失衡、骨关节疾病、心血管疾病、胃肠疾病等。由此可见，骨盆平衡对人体的平衡系统有重要的作用（图3-2-3）。

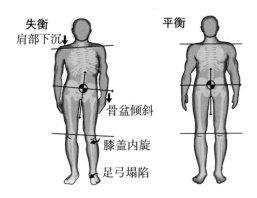

图 3-2-3　骨盆失衡与平衡

骨盆倾斜度过大，多由于日常生活习惯不良，例如：儿童时期练舞蹈时过度的后伸腰骶关节；长期穿高跟鞋以及久坐导致肌肉肌力的减弱等。骨盆过度的倾斜，首先影响与骨盆相关的肌肉，使肌张力失去平衡，多会引起肌肉的萎缩与劳损；长此以往，骨关节受力也将受到影响，严重者将会牵拉挤压盆内脏器。临床常见的肠易激综合征、原发性痛经、尿频等病变都与此有密切的关系。

中医学认为人是一个整体，骨盆上连躯干，下连下肢，如果骨盆的平衡被破坏，就是破坏了机体的整体平衡，诸多症状相继而生。这时，机体就可以通过其他组织（器官）来代偿，所以早期症状多不明显或无症状。如果骨盆失衡长时间得不到矫正，其代偿组织长期处于疲劳状态，逐渐由量变转化为质变，即产生疾病。患者可能没有意识到骨盆失衡，但是可以感受到骨盆失衡所带来的不适，此时治疗，是较为有效的、较为省力的"黄金期"。当患者就诊时，无论疾病病位在何处，我们都应以中医的整体观念为指导，结合"摸、压、动、量"等检查方法来判断疾病的标本缓急。如果是因骨盆失衡导致的不适，我们首先要将骨盆恢复平衡状态，并分析导致骨盆失衡的原因，帮助患者去除病因，这就是中医学的"治病必求其本"。

骨盆平衡技术既要注重辨证又要注重辨病，辨证论治是中医理论和实践的核心内容。"证"不只是一个症状或一个症候群，而是概括了产生疾病的各方面因素和条件，不同体质表现出各种不同的"证"。因此，对病症的分析归结为接近于疾病本质的"证",如在骨盆失衡中,有因肌肉病变导致的骨盆失衡,也有因关节错位导致的骨盆失衡。我们将其分为"筋病于筋""骨病于骨""筋病及筋""筋病及骨""骨病及筋""骨病及骨"六种证型。辨病不只是为明确病名,明确诊断,还要认识疾病发展全过程的规律,因此,要尽可能辨明疾病的组织变化、生理功能紊乱等病理基础。骨盆平衡技术,从辨证到辨病,不仅要求医者能治病,更要求医者知道疾病的发展变化机理。

第三节　骨盆失衡的症状

骨盆的失衡会影响全身各处组织结构。人体的每一块骨都要通过骨连接进入整体骨骼系统,人体的每一块骨又都与软组织相连,软组织的张力变化会反映于骨的位置上。通过关节和关节的软组织,一个骨的运动信息可以传递到相邻的骨,如同声波的衍射,在不断更换发声源的同时,信息也不断向周围传播,理论上可以传递到全身各处。当然,信息每通过一个关节就会衰减一分,一些小的关节只能影响到较近的相邻结构。

举一个例子:比如一个人端坐于凳子上,我们让他的颈椎进行一个右侧屈动作,在自然情况下,患者右肩会下沉,左肩在向上移动的同时向右移动,为了上身平衡,右侧腰部的骶棘肌会紧张,由于左侧骨盆出现了一个向上的拉力,左侧屈髋肌肉会发力,利用大腿的重量下拉骨盆,持续时间越长,左侧屈髋肌肉就会越疲劳(图 3-3-1)。除了全身的运动系统,神经系统也会受到骨盆失衡的影响。

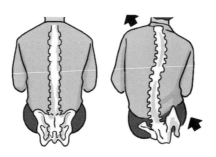

图 3-3-1　右侧屈颈椎

一、典型症状

（一）骨盆局部症状

骨盆失衡，常常引发骨盆局部软组织的疼痛，疼痛组织以肌肉、筋膜、韧带为主，间接引发滑囊的疼痛。

骨盆内平衡失调引发的肌肉疼痛往往以酸痛为主，不同于急性拉伤性疼痛和慢性劳损性疼痛。这种失衡引起的疼痛症状在骨盆各骨位置恢复正常后消失，或仅有少许不适。临床上将这种因肌肉起止点改变造成肌肉紧张从而产生的疼痛，称为肌肉的"牵张痛"，与因骨盆外平衡失调所致生物力学结构改变从而出现的相关肌肉劳损性疼痛相比，特点不尽相同。

骨盆失衡的局部痛点，我们通过总结并归纳，列出了9个关键点：

1. 髂后上棘和骶正中嵴连线的中点　该点发生疼痛的概率非常高，不仅在骨盆失衡相关疾病中，在腰椎骨关节病、腰椎间盘突出、急性腰扭伤等疾病中也非常容易出现。这里的结构比较强韧，疼痛位置较深，有时候患者不容易准确清晰地指出来，医生要有意识地去检查该点。

该点出现疼痛的原因主要包括骶棘肌损伤和多裂肌损伤。骶髂关节错缝时，髂腰韧带损伤，肘压该点也可间接引起疼痛。

2. 髂后上棘点　该点发生疼痛时，患者通常可以明确指出，触诊时应采用轻触诊。该点疼痛通常提示骶髂关节后错位。该点的表层软组织比较薄，力量过大的按压对诊断是不必要的，对治疗也没有太大意义，应该围绕该点，在其周围进行手法操作。要注意的是，该点一旦发生疼痛，还要想到两个疾病：一个是强直性脊柱炎，它的起病位置就是在骶髂关节，疼痛表现为该点叩击痛，特点是夜间和早起时较重；另一个疾病是急性腰扭伤，虽然髂后上棘也是竖脊肌和腰背筋膜的起点，但腰椎扭伤疼痛表现在髂后上棘点的还是比较少，有急性扭伤史的患者如果有该点疼痛，要沿途往上寻找。

3. 髂嵴点　该点的疼痛非常复杂，因髂嵴在内侧、中间、外侧各有一条略微隆起的粗线，分别发出腹内斜肌、腹外斜肌和臀中肌，脊柱侧弯和双下肢不对称都很容易引起该点疼痛。从腰中段发出的臀上皮神经的入臀点也在该点周围。腹内斜肌和腹外斜肌在此处拉伤多因为身体重心前倾位的躯干旋转运动，检查时应注意询问损伤姿势。另外一侧骶髂关节错位，髂骨前后发生旋转，也可能在该点引发疼痛。

4. 髂前上棘点　该点的疼痛主要与两块肌肉有关，一个是缝匠肌，一个是阔筋膜张肌。缝匠肌损伤主要表现为膝关节的疼痛，如体育爱好者易患的鹅足炎就跟缝匠肌有较大关系，疼痛一直可以延伸到髂前上棘点；鹅足炎的另一类患者是膝骨关节病当中膝外翻或外八字脚的人群。在现在的城市人群中阔筋膜张肌受到的损害概率越来越高。原因要从阔筋膜张肌的自身特点和人们的使用习惯上寻找。该肌肉是髋关节的外展肌肉，有一定外旋髋关节的作用，久坐人群膝关节没有完全屈曲使得股直肌不易用力，髂腰肌松弛，阔筋膜张肌成为强大的屈髋肌肉，长时间受牵拉，损伤产生疼痛就表现在髂前上棘点，还有后面将会提到的阔筋膜张肌点。

5. 阔筋膜张肌点　该点也是髂前上棘与股骨大转子连线的中点。阔筋膜张肌对行走及抬腿来说非常重要。屈髋的主要肌肉是髂腰肌和股直肌，髂腰肌本身就有外旋髋关节的功能，而股直肌在髂前下棘的起点也要比止点更靠外，这两块肌肉在抬大腿的时候都有让髋关节外展、外旋的功能。所以在各种专业书籍对内收肌群的介绍中，都强调内收肌群虽然没有屈髋的功能，但有辅助屈髋的作用，其实也就是在屈髋时给下肢一个向内的力，使得屈髋可以在正中位顺利进行。阔筋膜张肌是一块非常强大的肌肉，既有屈髋的作用，也有内收、内旋髋关节的作用，属于短杠杆肌，不管是大动作还是精细动作都能用到。取该肌肉的中点是因为这是这块肌肉最突出体表的地方，方便判断其是否萎缩，是否紧张。长期的髋骨后错位容易在该点出现紧张的条索状物，长期的前错位则会出现肌肉萎缩。

6. 臀中肌点　该点平髂嵴与股骨大转子连线中点，是衡量人体生物力学是否平衡的关键点。臀中肌能将髋骨固定于股骨，保证冠状位的平衡。所以来自骨盆或者上半身的左右不平衡的力都需要臀中肌进行协调。在骨盆相关疾病中，骨错缝往往是根本原因。所以通过判断该点的疼痛状态、松弛紧张程度或是否有条索，能够提示患者的生物力学特征。

7.梨状肌点　平髂后上棘与股骨大转子连线中点。这个定位是参考了梨状肌体表投影上界的中点的定义。在临床实践中我们发现，梨状肌损伤或梨状肌继发的疼痛主要存在于该点，在梨状肌投影下界以及梨状肌肌腱的位置疼痛感没有该点有代表性。该点的重要价值在于它与坐骨神经彼此穿插，是骨盆失衡引发下肢放射痛的关键环节。在诊断上，由于髋骨的前、后倾与股骨的内、外旋关系密切，而梨状肌是髋关节强有力的外旋肌，所以，该点的紧张程度与髋骨后倾的程度成正比。

8.坐骨结节点　骨盆失衡不但影响美观，还会牵拉腰部周围的肌肉向左右扩张，使得腰部神经受到压迫而引起腰痛。骨盆失衡使L4、L5偏离生理位置，直接压迫坐骨神经，容易产生坐骨神经痛。坐骨结节是腘绳肌的起点，该点突出于体表，代表髋骨发生了前倾。当该点突出时，腘绳肌被拉长，直腿抬高试验受限，但这并不代表坐骨神经根受卡压，而是紧张的腘绳肌限制了髋关节前屈。

9.股骨大转子点　股骨的力学情况比较复杂。在矢状面上股骨走向从后上到前下，在水平面上大转子位于股骨头的后方，所以来自骨盆的上半身的力经股骨传导后，方向发生了很多变化。骨盆对股骨形态的影响表现在两个方面，一是髋臼关节面的方向，二是附着于股骨部的肌肉的牵引力，尤其表现为大转子和股骨粗线的位置变化。临床观察发现，大多数情况下，髋骨后旋会导致大转子向前移动，出现内八字脚，股骨前倾角度增大，出现患侧下肢较健侧短。这种髋骨形态影响股骨前倾角度的例子非常普遍。前倾角增大如老年佝偻病患者，膝关节往往不能伸直。前倾角减小如久坐者，会出现膝过伸、低足弓等症状。

（二）脊柱及上半身症状

1.脊柱的形态变化所致的各种症状　在矢状面，骶骨前倾会造成腰椎前凸角度增加。如果在日常生活中，胸椎经常不能挺直，腰椎曲度增大会出现在下腰段，上腰段会连同胸椎一起向后突起；如果在日常生活中后背挺得比较直，骶骨前倾会带动腰段脊柱发生前凸，胸椎中上段后凸加大，有时候会连同下颈段一起后凸。

这些变化会导致腰骶部出现多裂肌、髂腰韧带疼痛，在胸腰结合段或胸椎会出现脊柱后群肌肉劳损、肥厚及疼痛。腰椎后关节处压力增大，关节面增生加重。

腰椎前凸会减小椎管的有效容积，同时也会让腰椎的椎间孔空间变小，继而出现一系列神经系统的症状。

在水平面，骨盆内平衡失调往往引起骶骨的左右旋转，腰椎段脊柱的旋转方向基本随同骶骨。脊柱旋转会让一侧的横突向后翘起，横突尖部会出现肌肉条索和疼痛。

2. 肩关节症状　骨盆失衡使两肩胛骨移位，左、右肩胛骨高低不平，压迫肩部周围神经，使肩部的肌肉出现僵硬、痉挛，严重者可导致肩周炎。如果肩胛骨移位压迫颈部神经，势必影响血液循环，造成颈部及下背部的负担，引起颈肩背酸痛等问题，易患颈椎病、落枕等疾病。骨盆所致的腰椎旋转或侧屈，通过背阔肌左右拉力的不等会引起肩关节周围的疼痛。

（三）下肢症状

1. 膝关节疼痛　在骨盆的各种失衡类型中，髋骨后倾最易引发膝关节疼痛。一是缝匠肌起点上移，肌肉被拉紧，造成膝关节内侧鹅足腱疼痛；二是阔筋膜张肌负担加重，造成髂胫束紧张僵硬，进而造成膝关节外侧疼痛。

2. 脚踝部疼痛　临床观察发现，髋骨后倾会引起踝关节内翻和内旋。大腿内收肌群的紧张和髋臼关节面方向的改变都是影响小腿内外侧肌力失衡的重要原因。

3. 高低足弓　扁平足和高足弓都是临床常见症。影响足弓高低的因素主要是膝关节的过伸角度，膝关节过伸角度越大，足弓越低。反之，膝关节长期处于微屈位而不能伸直时，足弓则会变高。骨盆整体前倾或后倾对膝关节的过伸情况起决定性作用，一般而言，髋骨越前倾，膝关节过伸角度越大。

（四）神经系统症状

1.脊髓及马尾神经　骨盆的位置异常会造成椎管和椎间孔有效容积的变化，从而引起相关的神经系统症状。腰椎后伸，双侧椎间孔和椎管矢状径会变小，脊柱侧突会引起对侧椎间孔变小。相比骨盆而言腰椎属于灵活关节，骨盆失衡对腰椎形态有重要意义。

2.骨盆部周围神经　紧张的梨状肌、骶结节韧带、股方肌、阔筋膜张肌都是骨盆失衡的直接受害者，在它们各自内部或周边均有重要的周围神经通过。

骨盆失衡对自主神经也有一定影响，尤其是支配盆腔脏器的自主神经，往往会因骨盆失衡而出现功能障碍。

（五）其他相关症状

1.心脑血管症状　骨盆失衡使位于骨盆腔内的血管、淋巴管、神经受到压迫，造成血液循环障碍，心脏供血不足，从而使人体各组织、器官、系统产生相应的供血不足，引起各种疾病。主要表现有：心脏供血不足引起的心慌心悸、胸闷气短、心律不齐等。因大脑供血不足引起大脑神经紊乱，出现不寐多梦、头昏脑涨、健忘迟钝等疾状。

2.消化道症状　骨盆失衡使腹部内各器官移位，结肠、空肠、回肠、膀胱、生殖器和其他器官偏向一侧。造成胃肠功能不协调，大、小肠相互挤压，神经紊乱，肠蠕动功能减弱，出现消化不良、胃酸过多、时常呃逆等症状，胃黏膜破坏，容易出现胃痉挛、胃疼、胃溃疡、胃下垂、便秘等症状。

3.妇科症状　骨盆支持着腹部，具有保护内脏及生殖器官的重要功能。骨盆失衡会影响盆腔内的脏器及生殖器官。骨盆倾斜使盆腔内的子宫、卵巢和肠胃等器官的形态变得扭曲，以致体液流动的机能受到阻碍，甚至部分功能紊乱。影响盆腔血流，出现痛经、经期不适等症状。

4.肢体感觉症状　由于骨盆失衡血管受到压迫，阻碍了血液正常的循环流通。并且原本在正常工作状态下产生并释放热量的肌肉会因骨骼的变形而拉长，为恢复原本状态，肌肉会变得紧张，造成肌肉疲劳、僵硬，血液和淋巴液循环不畅，引起关节冷痛、四肢无力、手脚冰凉等症状。

5. 精神症状　骨盆失衡引发的慢性疼痛往往持续存在，患者总感觉身体两侧不对称。若就医时医生对骨盆失衡的重视程度不高，或骨盆恢复平衡后康复锻炼不足或生活习惯不佳，极易再次失衡。长此以往，患者或精神烦躁，感到生活品质下降，或意志消沉，抑郁难舒，对生活热情下降。

二、骨盆失衡状态

骨盆失衡危害体态，最常见的是骨盆前倾、后倾、上下倾斜、旋转4种失衡状态（图 3-3-2）

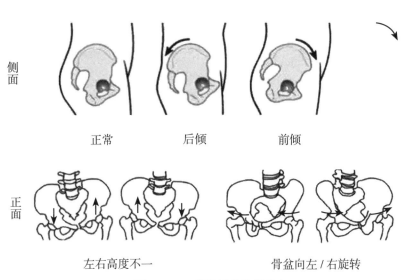

图 3-3-2　常见骨盆失衡状态

（一）骨盆前后倾斜

骨盆前、后倾斜在视觉上最容易辨别，是很多女性面临的问题。

正常骨盆位置向前倾斜一定的角度。骨盆前倾是骨盆位置偏移的病态现象，最明显的症状是臀部后凸和小腹前凸，即使患者的腰臀比、身体质量指数（Body Mass Index，BMI）和体重都在正常范围，小腹仍旧前凸（图 3-3-3）。

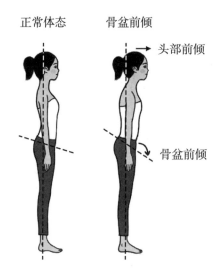

正常体态   骨盆前倾

头部前倾

骨盆前倾

图 3-3-3   骨盆前倾

　　骨盆向前的运动时，腹部会向前突出，而耻骨联合则会下降。完成这一动作所需的肌群主要为竖脊肌群和髂腰肌。站姿状态下，股骨及脊椎处于固定状态，此时竖脊肌群将骶骨往上拉，腰椎呈现向前弯曲，同时髂腰肌协同让骨盆发生向前的运动。此外，骨盆前倾会使身体两侧的多裂肌收缩，髋关节外旋肌群、上腹肌群等伸展。

　　骨盆后倾时，所需的主要肌群为臀大肌、腘旁肌。动作开始时，这两个肌群收缩，使坐骨向下移动，同时髋关节外旋肌群及外展肌群协同，髂腰肌伸展，骨盆得以后倾。

　　1. 骨盆前倾　　如果长期处于骨盆前倾的状态，那就需要引起注意。一般骨盆前倾除了臀部后凸以外，小腹也会前凸（图 3-3-4），并且由于下背部长期处于紧张状态，也常会出现下背痛。因此进行腹肌的强化和下背部肌肉的放松是十分必要的。

　　2. 骨盆后倾　　骨盆后倾的人往往腘旁肌紧张度高，臀部肌肉力量弱（图 3-3-5）。此外腰部肌肉包括髂腰肌也相对薄弱，因此应对腘旁肌进行放松。当出现骨盆后倾的时候，很大概率也会出现驼背。

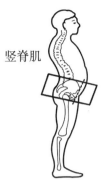
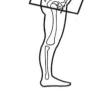

竖脊肌

图 3-3-4　骨盆前倾

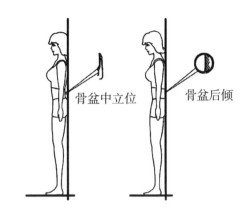

骨盆中立位　　　骨盆后倾

图 3-3-5　骨盆中立和骨盆后倾

（二）骨盆上下倾斜

　　骨盆上下倾斜主要表现为单侧骨盆偏上，另一侧则随之下沉。原因多是单侧腰部、腹部肌肉过于紧张。此外还有可能是单侧外展肌紧张度高导致该侧骨盆下降，而另一侧抬高（图 3-3-6）。

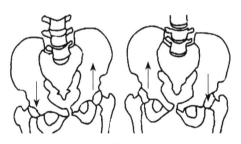

图 3-3-6　骨盆上下倾斜

　　对于骨盆而言，上升与下降是相对的动作，如果骨盆一侧上升，那么另外一侧肯定会相对下降。想要上升骨盆某一侧主要涉及腹外斜肌、腹内斜肌和腰方肌。腰大肌、竖脊肌群也会协同运动，使得侧腹弯曲，将同侧的骨盆往上拉。

　　一侧上升的同时另一侧下降，涉及臀中肌及臀小肌等，为了保持身体的平衡，侧腹肌也会伸展，让此侧骨盆下降。

（三）骨盆旋转

骨盆旋转，相当于在水平的角度骨盆以脊柱为轴心进行旋转，一般为腹斜肌及腰部肌肉左、右伸缩程度差异所致（图 3-3-7），整个人可能都处在向特定方向偏转的状态。骨盆旋转需要进行以下步骤：一侧腹外斜肌收缩使得骨盆往后方移动，同一侧多裂肌、臀大肌、腘旁肌和对侧髂腰肌协同运动，最终使骨盆水平旋转。

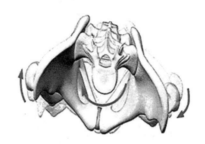

图 3-3-7　骨盆旋转

三、骨盆失衡常见临床分型

骨盆的骨关节结构常常被称为"骨盆环"，类似串联电路，任何一个结构的异常都能影响系统中的其他结构。骨盆失衡表现出明显的复杂性，在骨盆的骨关节结构中左、右髋骨和骶骨借助两个骶髂关节和一个耻骨联合紧密联系在一起，一侧骶髂关节的错位往往会导致耻骨联合的异常，而由于骨盆的巨大负担，最终对侧的骶髂关节也会发生变化。

对于骨盆关节的错位，不能只关注其中的某个关节，而是应该将其各关节的状态综合考虑，提炼临床经验，准确诊断与治疗。

骶髂关节是一个非常特殊的关节，属于滑膜关节，但又不典型，没有清晰而固定的运动轴。临床观察到大量病例中，骶髂关节中髂骨相对骶骨绕冠状轴进行后倾最常见，其次是绕冠状轴前倾。在此过程中，还往往伴有髂骨相对于骶骨沿"L"形关节面绕垂直轴进行较小幅度的逆时针或顺时针前移或后移。

在髂骨相对骶骨进行的前倾或后倾时所围绕的冠状轴也往往不固定

在同一位置。通过观察不同的病例发现，同样是骶骨相对双侧髋骨发生前倾，有些病例表现为骶骨上部下沉程度更高，骶骨上翘程度较低，也就是说骶髂关节冠状运动轴并不在骶骨的正中间，而是更靠近骶骨远端。然而有些病例骶骨上部的下沉程度较低，而骶骨下部上翘程度非常明显，此时骶髂关节冠状运动轴更靠近骶骨近端。

为了更有针对性地指导临床诊治，综合骨盆各关节以及关节各轴向的错位情况进行分析和概括，主要介绍七种临床常见的骨盆失衡类型。

（一）单侧髋骨前错位

单侧髋骨前错位是指一侧的髋骨相对于骶骨发生前倾，患侧因骶髂关节错位出现症状。患侧耻骨上支低于健侧，其上缘有时出现疼痛，耻骨联合通常没有特殊感觉，健侧骶髂关节感觉正常。

（二）单侧髋骨后错位

单侧髋骨后错位是指一侧的髋骨相对于骶骨发生后倾，患侧因骶髂关节错位出现症状。患侧耻骨上支高于健侧，其下缘可出现疼痛，耻骨联合通常没有特殊感觉，健侧骶髂关节感觉正常。

（三）双侧髋骨反向错位

双侧髋骨反向错位是指一侧的髋骨相对骶骨发生前倾，而另一侧髋骨相对骶骨发生后倾。症状可存在于单侧，也可双侧出现，耻骨联合周围可出现疼痛。

（四）双侧髋骨前错位

双侧髋骨前错位是指双侧髂后上棘与骶骨背面的距离缩短。在站立位，骶骨倾斜角度可以在正常范围内，也可缩小或增大。患者症状主要围绕双侧髋骨前倾以及髋骨与骶骨之间的位置变化而产生。

（五）双侧髋骨后错位

双侧髋骨后错位是指双侧髂后上棘与骶骨背面的距离变长。在站立位，骶骨倾斜角度可以在正常范围内，也可缩小或增大。患者症状主要围绕双侧髋骨后倾以及髋骨与骶骨之间的位置变化而产生。

（六）骶骨上部前倾错位

骶骨上部前倾错位是指骶骨相对于双侧髋骨，前倾角度超过正常范围，双侧髋骨可在正常位置，也可前旋或后旋。腰椎下段曲度增大，棘上韧带下段可出现游离。主要因骶骨前倾和腰椎下段前凸增加而出现症状。

（七）骶骨下部后倾错位

骶骨下部后倾错位是指骶骨相对于双侧髋骨，前倾角度超过正常范围，双侧髋骨可在正常位置，也可前旋或后旋。腰椎下段曲度不增大，腰椎中上段前凸增大，尾骨端翘起明显，尾骨失去内扣形态。患者常因尾骨尖和突起的坐骨结节而出现不适。

第四章 骨盆失衡的原因

骨盆一旦出现错位，最突出症状就是腰痛、腿痛，并伴随长短腿问题，甚至引发脊柱侧弯、骨盆倾斜。其形成与我们的生活习惯息息相关，本章主要分析骨盆失衡的原因。

第一节 自身因素

一、不良坐姿站姿

患者膝关节囊较松弛，存在过伸情况，这样在站立的时候，骨盆不稳定因素就会增加，且会失衡。有的骨盆疼痛患者，坐位时喜欢两腿紧贴，跷二郎腿，以减少痛感，但是对骨盆的平衡不利，增加了骨盆的不稳定性（图 4-1-1）。

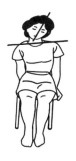 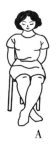 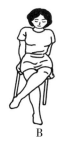

A B

图 4-1-1 不良坐姿

二、骨盆周围肌肉缺乏锻炼

骨盆部位的肌肉有非常强大的作用，不管是单腿承重，还是双腿承重，都能让骨盆保持正确的位置（图 4-1-2）。但是不同的姿势，骨盆部位肌肉的状态不同，如果骨盆两侧的肌肉长时间处在不平衡的状态，一侧肌肉张力正常发挥，另一侧肌肉张力得不到发挥，久而久之，就会出问题（图 4-1-3）。

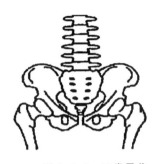 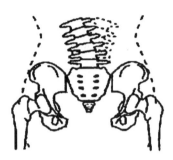

图 4-1-2　正常骨盆　　　　　　图 4-1-3　错位骨盆

三、运动过度

有些患者骨盆出现疼痛之前每天的活动量很大，进行健身、跳舞、体操、跑步等运动。虽然运动可以锻炼身体，但是运动量过大，会使骨盆附近的一些肌肉使用过度，从而造成骨盆失衡。

第二节　外界因素

一、外伤

外伤或者暴力损伤易造成骶髂关节受损、骨盆周围肌肉、韧带损伤，甚至耻骨骨折等，是很常见的骨盆失衡的原因。

二、高强度工作劳累

从事各种高强度工作、专业训练、日常锻炼等，均可引起髂骨、股骨轻度移位，继而导致骨盆倾斜，使脊柱弯曲或扭转。

三、过度使用特定的肌肉

90%的骨盆失衡患者疼痛之前有活动量较大，以及穿高跟鞋、久坐或跷二郎腿等不良的生活习惯。女性产后骨盆变形，以及经常使用内收肌的运动，都可以使骶髂关节紧张，从而导致骨盆周边关节僵硬。

第三节　力学因素

骨盆平衡理论从系统论出发，分析了骨盆失衡是疾病起因之一，即疾病是由于骨盆失衡造成机体中某种对立统一的破坏而产生的，这就在外因与内因的统一上、局部与整体的统一上、一般与个别的统一上，揭示了疾病的本质，从多因素、多变量自我调节的运动来把握疾病过程，避免医学研究和临床医疗中的片面性和表面性，形成了指导疾病防治的一般原则。总之，无论是健康时的生理过程、疾病时的病理过程，还是治疗时的药理过程，都是机体对内、外环境变化的反应和适应过程，而机体对疾病的防御功能和自稳调节，都需要骨盆平衡。归根结底，治病方法就是恢复患者自然治愈力，设法提高已经减弱的自然生理功能。骨盆平衡疗法就是一种调动人体自然生理功能的有效方法。

要想了解骨盆失衡的位置变化，要先了解筋骨链的概念。人体的骨骼是由关节囊、韧带、肌肉及筋膜等组织联系在一起的，它们把人体的骨骼维系在一个正常的位置上，反过来说，人体的每一块骨骼都在正常的位置上，那么将其连接起来的这些软组织才会柔软而平顺，这就是中医学中的"骨正筋柔"。这些由软组织连接起来的骨骼就像链条一样，我们称之为筋骨链。这种筋骨链串联起多个关节，在运动中如果其中某一个关节超范围运动，这种运动就会带动与其相连的其他关节的连带运动，甚至可以向更远的关节传导。

临床中为了更好地说明这种作用，我们人为地将人体的骨骼分成五个筋骨链，即一个脊柱链（又称中枢链），两个上肢链和两个下肢链。从这个角度来分析，组成骨盆的三块骨骼分别划分在三个筋骨链当中，其中骶尾骨构成脊柱链的下端，两个髋骨分别组成两个下肢链的上端。由于筋骨链的作用，这种内外平衡也会相互影响。脊柱疾患可以通过脊柱链的作用影响骶骨的位置变化；骶髂关节错位时，髋骨的移位也会通过下肢链的作用向足部传导。由于筋骨链之间也是靠关节来连接的，所以一条筋骨链的疾患也可传导至其他的筋骨链，如髋关节的问题可以出现骨盆的倾斜，进而导致脊柱的侧弯，脊柱的侧弯又可以导致两肩及两上肢的平衡失调。

　　下面以右侧骨盆失衡为例，说明其复杂的病理变化。右侧髋骨后旋又称右侧骶髂关节后错位，是临床上最为多见的一种骨盆失衡类型。多由于久站、久坐、久行等原因导致骶髂关节处韧带关节囊疲劳，关节失稳发生错位，又因多数人习惯右腿持重，且右侧上肢经常做一些负重的动作，导致右侧骶髂关节相对左侧受力的机会增多，受到损伤的机会也增多。发生错位后骶骨及右侧髋骨的位置发生变化，髋骨相对骶骨产生后旋；右侧髂后上棘突起，髂前上棘上移，髂嵴外翻，整个髋骨内旋，带动下肢内旋，出现内旋脚；下部坐骨、耻骨相对骶骨前移，髋臼位置上升，右腿相对左腿变短。从另一个角度来看，骶骨上部相对髋骨向前旋转，连带腰椎出现向左方向的旋转，并向右侧倾斜，出现腰椎向左侧弯，至此，为了维持自身的平衡，脊柱上段就出现了一个向相反方向的侧弯，使脊柱形成一个反"S"型弯曲，胸廓也随之向右旋转，出现右侧后背后突的现象，这种脊柱的形变一直向上可到达寰枕关节，是导致寰枕、寰枢关节错位的重要原因。临床在治疗寰枕、寰枢关节错位的患者时，如果脊柱的侧弯旋转及骨盆失衡得不到纠正，复位后的关节不久又会错位。我们把这种力的传导，称为脊柱链。这种骨盆与脊柱的形变又会牵拉相应的软组织产生疼痛，是临床导致颈、肩、腰、臀、腿痛的重要原因。右侧髋骨的移位又借下肢链的作用向足部传导，引发相应的下肢症状。

第五章　骨盆失衡的诊断方法

第一节　理学检查

骨盆相关检查应按照门诊检查的流程，先行问诊，然后进行专科检查、影像学检查、其他辅助检查等，根据所获信息，综合分析，做出正确诊断。骨盆的问题常与脊柱及下肢的疾患密切相关，故在对骨盆进行检查时，不能忽视对腰椎和髋关节的检查。

一、问诊

（一）患病时间

患病时间是指首次发病到就诊的时间段。据此可以大致判断疾病是处在急性期还是慢性期。在骨盆失衡的患者中，急性发病有明显的发病史或外伤史，且症状较重，一般患者都能准确地说出发病时间；但慢性发病常无明显诱因，且症状缓慢加重，患者往往很难表述清楚。

（二）发病原因

骨盆失衡会导致急慢性腰、臀、腿痛，要详细询问诱因，有无外伤、劳损及感受寒凉等。重点询问以下内容：

1.有无外伤史　要详细询问外伤史，特别是有无跌倒、踏空、坠落、冲撞及扭伤等病史。对有外伤史者，应着重了解有关受伤的详细情况。如果是胯部出现疼痛，则询问疼痛性质，有无骶髂关节处疼痛；有无突然滑倒，滑倒时的姿势，臀部着地的位置；是否过于用力踢物等。如果是搬重物时扭伤腰部，要询问物体大约的重量；是搬起时损伤还是放下时损伤，以及搬起和放置时的姿势；腰部是否出现响声；是否当即出现疼痛等。

2.生活工作习惯　有无久坐、久行、久站、久蹲等不良生活及工作习惯，或是否长时间采取某一种特定姿势。如每天步行超过一万步，长时间窝在沙发里看电视，抱孩子等。

3.其他相关病史　有无汗出当风、夜晚受寒或久居潮湿之地；有无经常感觉患部发凉怕风；是否常在冬季发病；有无长时间负重或弯腰劳作，如拖地、洗衣服、种菜等。

4.运动情况　有无从事剧烈的体育运动，如果有，则询问体育运动的种类。

（三）疼痛的部位

1.患者明确指出疼痛的部位或确认疼痛区域

（1）如为腰及骨盆疾患出现的疼痛，多局限在腰骶部及臀部，常以钝痛为主，疼痛可放射到大腿的前侧、后侧或膝关节部位。如有放射痛，一定要询问具体放射部位。

（2）腰椎疾病一般疼痛向臀、大腿、小腿及足放射；放射部位与受累神经根密切相关，对定位诊断有意义。如 L3/L4 椎间盘突出主要影响股神经，疼痛向股前及小腿内侧放射；而 L4/L5、L5/S1 椎间盘突出多为典型根性坐骨神经痛，疼痛起于腰骶，沿大腿后外侧及小腿放射至足外侧，如果影响到脊髓圆锥和马尾则向肛门会阴部放射；髋关节病变引起的疼痛位于腹股沟部、大腿前面和膝部内侧，其解剖基础是沿闭孔神经前支放射。

脊柱病变也可引起"牵涉性髋痛"。但主要表现在臀部及大腿外、后侧，常被误诊为髋关节疾病。真正的髋痛常因走路增多而加剧，而脊柱病变引起的髋痛多在咳嗽、打喷嚏时加重，有时甚至可以放射到足或小腿。

2.医生用体表标志及相关穴位描述疼痛部位　对患者疼痛部位的描述要尽可能准确。通常采用椎骨和骨盆部的体表标志及相关穴位来定位，即背腰部体表标志定位法：

（1）纵线：从棘突至竖脊肌外缘分为四条线，两侧共 7 条线。

①正中线为各棘突连线，为棘上韧带、棘间韧带所在部位。

②棘突旁线相当于华佗夹脊穴，是背腰部众多肌肉与棘突的连接部。

③膀胱经第一侧线距正中线 1.5 寸，相当于椎板、关节突关节及椎弓根部位。

④膀胱经第二侧线距正中线 3 寸，相当于竖脊肌外缘，横突尖部。

（2）水平线：

①两侧肩胛骨上角连线，相当于 T2 平面。

②两侧肩胛冈内侧端连线，相当于 T3 平面。

③两侧肩胛骨下角连线，相当于 T7 平面。

④肩胛下角与髂嵴最高点连线中点，相当于 T12 平面。

⑤下肋缘，对应 L2。

⑥两侧髂嵴最高点连线，相当于 L4/L5 椎间平面。

⑦两侧髂后上棘间连线，平 S2 棘突，骶髂关节上部，蛛网膜下腔终点。

（四）疼痛的性质和程度

疼痛的性质和程度均与疾病种类有关，疼痛性质分为胀痛、酸痛、麻痛、刺痛、烧灼痛、牵拉痛、绞痛、刀割样痛等。

软组织慢性劳损及陈旧性损伤，患者多描述为酸痛、胀痛；急性韧带、关节囊、滑膜损伤，多表现为刺痛、撕裂样痛；神经末梢受到卡压，多表现为麻痛；神经根受挤压，多表现为牵拉痛、放射痛、烧灼痛；内脏疾病如肾结石、胆结石，多表现为绞痛。

疼痛的程度还与个体耐受性、痛阈高低及性别、年龄等多种因素有关。由于每个人的痛阈差异，同样的疼痛刺激可出现不同的反应，痛阈低的人感到疼痛十分难忍，而痛阈高的人则感到并不严重。

（五）疼痛的影响因素

1.夜间疼痛加剧　提示有炎症存在，若此症状长期存在，且有加重的趋势，要考虑肿瘤的可能。

2.晨起疼痛　晨起时疼痛，适度活动后减轻者多系退行性脊柱炎或骨关节炎，若晨僵一个小时以上才能缓解，可能为强直性脊柱炎。

3.风湿性腰痛（包括筋膜炎）　多在气温较低、湿度增加的情况下发病。

4.急性疼痛　见于外伤导致的软组织损伤，小关节错位，筋膜炎等。

5.慢性疼痛　见于肌肉劳损，退行性脊柱炎，脊柱先天性畸形等。

6.疼痛与活动的关系　骨盆相关的一些伤病常与活动有关。骨与关节损伤常在受到挤压时疼痛加重，而软组织如肌肉、韧带等损伤常在受到牵拉时疼痛加重。如腰骶韧带及髂腰韧带损伤者，弯腰时腰骶部出现明显疼痛；慢性腰骶部劳损者，久坐站起时腰痛，适度活动后症状缓解；一侧髋骨后旋可导致臀肌痉挛，行走时疼痛加重；骶骨前倾、腰曲增大者，久站易引起疼痛；骶髂关节损伤者起床转身时常以健侧持重；耻骨联合部疼痛常与股内收肌和腹肌的运动相关。

7.其他　例如，盆腔内疾患如女性附件炎所致的腰痛，以酸痛为主，且多与月经周期有关；产后腰痛，以致密性骶髂关节炎多见；更年期女性慢性腰背痛，与骨质疏松有密切关系；尿路感染、结石等也常引起腰骶部疼痛，等等。

（六）既往治疗情况

了解患者既往的治疗情况，对确诊及制订治疗方案都有一定的帮助。要详细询问患者是否曾赴其他医院诊疗，进行过何种检查，医生做何诊断，以及进行过何种治疗、有无手术、疗效如何等。

二、专科检查

（一）望诊

望诊应遵循从整体到局部的顺序，观察患者的意识、精神、营养、体态、姿势、步态等，然后再观察脊柱有无侧弯及旋扭等，两肩、两髂后上棘是否等高，脊柱生理曲度有无改变等。骨盆检查时患者应暴露相关受检部位，便于清楚地观察。患者应采取站立姿势，以便医者能够从前面、后面及侧面不同角度更好地观察。

1.体态　体态系指人的身体轮廓，高矮胖瘦，一般分为三型。

（1）正力型（匀称型）：身高与体重比例适中，躯干、四肢及身体各部分匀称，腹上角等于90°，正常人多为此型。

（2）无力型（瘦长型）：体高肌瘦，颈、躯干、四肢细长，肩窄下垂，胸廓扁平，肌肉萎软无力，腹上角小于90°。易患脊柱侧凸，圆背，第3腰椎横突综合征及骶髂关节错缝。

（3）超力型（矮胖型）：患者身材矮胖，躯干四肢较短，胸廓宽阔，肌肉肥厚，腹上角大于90°。易患退行性脊柱炎，腰肌劳损，腰椎滑脱，腰椎管狭窄症。

2.姿势

（1）正常姿势：人体的姿势差异很大，与个人的身材、习惯及职业等有着密切关系。良好的姿势应当是：直立位，两肩平齐，胸廓对称，两肩胛骨下角在同一水平线，骨盆平整无倾斜，脊柱正直，全部棘突成一直线，并垂直于两髂后上棘之间的连线；立位侧面检查时，脊柱生理曲度自然，耳、肩、髋关节和踝关节的中心应在一条直线上。

（2）异常姿势：不同的损伤或疾病，都有着一些各不相同的病理性姿态，临床中注意观察这些特定姿态，对骨盆失衡的诊断有一定的意义。在观察人体直立姿势时首先要注意骨盆是否在正常位置，如出现骨盆倾斜，首先要排除下肢疾患的因素，如脊髓灰质炎后遗症、下肢骨折畸形愈合、髋关节结核、股骨头坏死、小儿股骨头骨骺炎、骨骺滑脱等。

①肌肉损伤与痉挛。在腰臀部软组织损伤时，脊柱常呈保护性姿势向患侧倾斜。

②骨盆失衡。骨盆不旋转倾斜，脊柱常呈现"S"形脊柱侧弯。

③脊柱软骨发育不良。可出现脊柱侧弯，或在胸腰段出现弧形后凸，见于舒尔曼病（Scheuermann's disease）。

④腰椎间盘突出症。可出现歪肩斜胯，旋盆翘臀的姿态。

⑤髂腰肌损伤。患者腰向前弯曲，髋关节屈曲位不能伸直。

⑥腰椎曲度增大。腹部前凸、骨盆前倾或胸椎后凸，都可以导致腰椎曲度增大。

⑦下腰段侧弯旋扭。可导致胸椎反向侧凸。

⑧扶物站立姿势。借助上肢扶持其他物体，以减轻腰及下肢负重，才能站立。

⑨双手掐腰站立。在腰部急性损伤时，腰部不敢活动，常以双手叉腰站立。

⑩单足站立。下肢诸关节和骶髂关节疾病时，为了减轻患肢的负重以避免疼痛，站立时多以健肢负重，使患肢稍屈曲以休息。

⑪髂耻滑囊炎。患侧下肢往往处于屈曲位。

⑫髋关节骨关节炎。呈现屈曲、外旋、内收畸形。

⑬旋转脚。正常人直立双脚足尖应朝向前方，注意观察足趾朝向，向外偏时称外旋脚（外八字），足尖向内偏时称内旋脚（内八字）。

⑭脱位骨折。髋部骨折或脱位可出现各不相同的姿势。如股骨颈骨折时，患侧下肢短缩并呈现典型的外旋位，即足外缘与床面相贴，弹性固定；髋关节后脱位时，腰椎前凸增大，患肢呈屈曲、内旋位，并明显短缩，患膝搭在健膝上；髋关节前脱位时，患肢呈变长、外展、外旋而微屈髋畸形。

3. 步态　步态是指患者在行走时的姿势、步伐、足印的形态等，与运动系统、神经系统及循环系统等有密切关系。步态检查能反映患者下肢运动是否正常以及全身运动是否协调。

检查步态时，嘱患者以自然的姿态和速度来回步行数次，观察其步态姿势是否协调。步行周期各阶段下肢各关节的体位和动幅是否正常，速度是否均匀，骨盆摆动、腰椎活动的重心转移和上肢摆动是否协调。嘱患者做闭眼步行，可观察出轻度异常步态。对使用拐杖的患者，尤其要观察其不用拐杖时的步态。

临床上常见的异常步态如下。

（1）疼痛性跛行：为一种保护性步态，患侧着地后迅速换至健侧。患肢迈步小，健肢迈步较大，步态急促不稳，如膝或踝关节扭伤。亦可见患者不敢伸直患侧下肢，躯干重心集中在健侧下肢，脊柱向健侧偏斜，足外旋、跛行。

（2）下肢短缩性跛行：主要由下肢短缩引起，一侧患肢短缩1~2cm之内可由骨盆代偿，一般无跛行。一侧下肢短缩超过3cm时，骨盆及躯干倾斜代偿不全，患者常以患侧足尖着地，或屈健侧膝关节行走。

（3）直腰行走步态：步伐短小，行走缓慢，两髋及两膝微屈，腰部挺直不动，斜肩，手扶髋部，蹒跚而行，常见于急性腰部扭伤。为了减轻身体震动，走路轻慢，尽量仰头和伸展腰部，以躯干后仰的姿态前进，常见于脊柱结核患者。

（4）摇摆步态：臀中肌无力或萎缩时，不能固定骨盆以及提起、外展和旋转大腿，行走时上身左右摇摆，当患肢负重时，躯干向健侧倾斜。常见于股骨头坏死、股骨头骨骺滑脱、股骨颈骨折、股骨粗隆间骨折、髋关节脱位等病变，引起大转子上移，从而导致臀中肌肌力相对不足。若双侧臀中肌无力，行走时则骨盆左右交替起伏，躯干交替向左右侧倾斜、摆动，如鸭行，也称鸭步。

（5）股四头肌瘫痪步态：由于股四头肌瘫痪而致伸膝无力，不能支持体重，行走时患者用手压在患肢膝上并向后推压，以稳定膝关节。

（6）尖足步态：小腿伸肌群瘫痪时引起足下垂，即尖足畸形，使患肢相对增长，健肢相对缩短。步行时为了避免足尖擦地，骨盆向健侧倾斜，使患肢抬高，但步幅小，似跨越门槛状，故也称跨阈步态，见于腰椎间盘突出、腓总神经损伤等疾病。

（7）剪刀步态：因双下肢痉挛性瘫痪，股四头肌与股内收肌群痉挛，所以步行时双膝僵硬伸直，足跖屈内收。跨步时两膝相互交叉，形似"剪刀"，踏地时先以足尖着地。

（8）小脑性共济失调步态：又称运动性共济失调步态、醉汉步态或横行步态。小脑疾病使四肢肌张力减低，或前庭系统疾患使躯干运动失调，患者步行时辨距不准，跨步时步伐大，步距宽，左右摇摆，蹒跚而行，形如醉汉。

（9）偏瘫步态：步行时偏瘫侧下肢表现与剪刀步态相似。患侧髋关节处于外旋位，足尖着地，迈步时靠患侧骨盆抬高以提起患肢，向外画弧而行，故又称弧形步态。

（10）间歇性跛行：步行一段路程以后（一般为数百米左右），出现单侧或双侧腰酸腿痛，下肢麻木无力，以至跛行，但蹲下或坐下休息片刻后，症状可以很快缓解或消失，仍可继续行走，再走一段时间后，上述过程和状态再度出现。见于腰椎管狭窄、短暂性脊髓缺血、下肢动脉慢性闭塞性病变，等等。

4. 局部检查　腰背部检查时，让患者充分暴露被检查部位，脱衣时注意观察其动作自如情况及弯腰程度等。结合坐、立、走、卧不同体位，观察患者腰背部有无异常姿势改变。腰部疼痛较甚时，可看到局部肌肉高隆（即肌肉痉挛现象）。腰骶部如有色素沉着或丛毛生长多见于隐性脊柱裂。腰部若有皮肤损伤、脓肿、窦道等应加以描述。

（1）从前面望诊：观察骨盆是否倾斜，双侧腹股沟是否对称，两髂前上棘是否等高，有无扁平足或高弓足、内翻足或外翻足、内旋足或外旋足等。

首先观察两侧髂前上棘是否在同一水平线上，肚脐到两侧髂前上棘的距离是否相等。一侧骶髂关节前错位，患侧髂前上棘会高于健侧且向前突出，患侧肚脐到髂前上棘的距离短于健侧；若向后错位，则患侧髂前上棘低于健侧且相对后移，患侧肚脐到髂前上棘的距离长于健侧。另外任何原因引起的下肢长度不等，均可继发骨盆倾斜，同时出现下腰椎代偿性侧弯。测量下肢短缩程度，一般检查方法是让患者两腿并拢，两足跟着地放平，取立正姿势，医者用双手拇指分别压在患者两侧髂前上棘，然后用简便的目测方法，观察高低相差距离。另一方法是取数块木板或者书垫在短肢侧的足底，逐渐加高，直到两侧髂前上棘在同一水平线，再用皮尺测木板或书的厚度，即为下肢短缩的具体数值。

然后对比检查两侧腹股沟，检查时应注意观察皮纹深度和位置是否对称，因腹股沟中点稍下方正是髋关节前部，关节内有肿胀，必然引起腹股沟的改变。如果肿胀轻微，则仅有皮沟变浅；肿胀严重，则局部显得非常饱满，若不做双侧对比检查就不易发现。如局部凹陷变深，应考虑是否有股骨头脱位的可能。观察大转子的位置对诊断髋部疾病具有非常重要的意义，大转子向上移位，表示髋部增宽；大转子明显向外突出，与髂前上棘距离变短，常见于股骨颈骨折和髋关节后脱位，如为双侧性，则出现会阴部增宽，或有明显的双侧髋内翻表现。

（2）从后面望诊：首先要观察头部、脊柱是否正直，两肩是否对称，是否等高，两侧肩胛骨下角是否平齐，脊柱侧弯及旋转时上述的力学平衡是否被破坏。

从后面观察脊柱，正常时所有的棘突应排列在一条直线上。检查脊柱侧弯时可自枕骨结节悬一垂线，在脊柱无侧弯或侧弯代偿完全时，此线通过臀裂垂于地面；侧弯代偿失调时，则偏于一侧。另一种方法是用手沿棘突自上而下，用适度压力划痕，皮肤即出现一条浅线，或用彩笔逐一标注每个棘突，观察标志点是否在一条直线上。此外要综合 X 线检查进一步观察。

如脊柱出现侧弯，要注意侧弯发生的部位，是一个还是两个，如有两个相反方向的侧弯，一般来说发生在下部的侧弯多为原发性侧弯，上部的侧弯为代偿性侧弯。注意侧弯凸向何侧及程度如何，侧弯的凸侧是否隆起后突。

脊柱侧弯仅代表某一疾病的体征，引起的原因很多。根据脊柱解剖结构是否发生改变，脊柱侧弯又可分为功能性和结构性两大类。

（3）从侧面望诊：若有驼背畸形，还应看清是圆背畸形还是成角畸形。观察患者头部是否前倾。如有强直性脊柱炎、少年性椎体骨软骨病、姿势不正、老年性骨质疏松症等，其驼背均为钝圆形；腰椎结核、骨折脱位或转移癌所致的驼背均为成角畸形，为少数椎体病变所致。

脊柱前凸畸形常见于腰段，腰椎前凸增大常伴有腰骶角增大，骨盆前倾角增大，如佝偻病、肥胖、怀孕晚期、脊椎滑脱及腹肌无力都可有腰椎前凸增大，胸部驼背、髋关节屈曲畸形、先天性髋关节脱位、扁平髋及两侧跟腱短缩等亦可继发腰椎前凸增大。由于腰椎前凸增大，容易引起腰骶部软组织劳损、腰椎管狭窄、腰椎小关节增生等。

腰椎生理曲度变小或消失，多见于退行性脊柱炎、腰椎间盘突出、腰椎小关节错位及骨盆后倾等。

髋关节是与下肢及骨盆关系最密切的关节，不仅有传递体重的作用，还参与下肢的各种运动。另外，髋关节对骨盆和脊柱的平衡有着重要的影响。脊柱的力线受骨盆的影响，骨盆的力线取决于髋关节的变化，故骨盆和脊柱的力线改变，一般能反映髋部病变。髋关节屈曲是导致骨盆前倾的重要原因，它可能来自髋关节本身的病变，也可能是髋关节屈肌紧张或伸肌松弛的结果。同样髋关节的伸展也是导致骨盆后倾的重要原因。

（4）观察脊柱旋转：脊柱旋转常与侧弯同时存在，但在查体中往往被忽视，是导致背腰部两侧不对称的重要因素。患者常主诉在站立时两肩部高低、前后不对称，身体向一侧旋转，平卧时两侧背腰部不能同时着床。检查时让患者向前弯腰，上肢交叉于胸前，两手放在对侧肩上，在这种姿势下，不对称的畸形会更明显。

脊柱的曲度改变、侧弯及旋转是脊柱最常见的形态改变，其病因也非常复杂，有的是脊柱本身的疾患引起，有的是骨盆失衡造成。根据形态改变与骨盆的相关性，将脊柱的形态改变分为骨盆源性脊柱侧弯及非骨盆源性脊柱侧弯。

（5）观察对称性：观察骨盆是否倾斜，两侧髂嵴、髂后上棘及大转子是否等高，两侧臀大肌是否丰满、对称，两侧臀横纹是否对称，有无皱褶增多、加深、升高等改变。骨盆失衡患者由于骨盆的平衡被打破，会出现两侧不对称的改变。另外还要观察两侧下肢是否等长，有无膝内翻与膝外翻畸形，这些畸形往往引起骨盆向一侧倾斜，腰段脊柱代偿性侧弯等，破坏骨盆部生物力学的平衡，是引起腰臀腿痛的重要原因。

（6）观察腰骶部活动情况：骨盆环由三个关节构成，两个骶髂关节和耻骨联合。这些关节都属微动关节，活动范围很小。但发生疾病后也有许多症状出现。骶髂关节疾患时，患者常将体重放置于健侧下肢，使患侧松弛，呈髋部屈曲状，腰前屈、旋转活动受限。而后伸、侧屈活动较少受限。坐位时，常将患侧臀部抬起，身体向健侧倾斜。坐位腰前屈时，由于骨盆相对固定，其疼痛及活动受限比站立时大为减轻。而腰骶关节疾患在坐位和立位体征均不改变。骶髂关节患病时还有一个特征，即患者喜侧卧位，双下肢屈曲，翻身困难，甚至需用手扶持臀部转动。

（二）触诊

触诊是医者用双手触摸患者被检查部位，以了解人体各组织结构变化的一种方法，是对望诊最好的补充。由于骨盆失衡患者其症状可波及全身，故在触诊时也要进行较全面的检查。触诊的顺序也应由上而下进行。

患者取站立位，医者站其后，触诊背腰部各结构及骨性标志是否正常、对称。脊柱棘突是否在一条直线上；腰骶菱形区是否正常；两侧背腰肌是否紧张痉挛。

1. 棘突触诊法　患者俯卧位，亦可采取坐位或深鞠躬位。检查方法有以下三种。

（1）拇指触诊法：拇指触诊法适用于各种体位，医者用一手拇指尖自上而下逐个触摸、按压每一个棘突，注意棘突间隙是否正常，有无隆起或塌陷，有无棘突偏歪及压痛，有无增宽或狭窄，可在患部反复触摸，是临床最为常用的一种方法。

（2）双指触诊法：常在患者坐位时使用，用示、中两指夹住棘突，从上向下快速滑行触诊，体会所有棘突是否在一条直线上，有无侧弯，侧弯的方向等（图 5-1-1）。

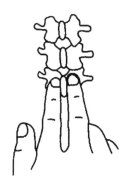

图 5-1-1　棘突触诊（双指法）

（3）三指触诊法：用示、中、环三指，中指放在棘突上，示指与环指夹住棘突两侧，由上向下滑行触诊，此法在检查脊柱有无曲度及侧弯改变的同时，还可感知棘突两侧软组织的紧张情况（图 5-1-2）。

在棘突触诊时，注意观察棘突的排列是否在一条直线上，有无侧弯，侧弯的位置、方向及程度；棘突有无异常隆起或凹陷，棘突间隙宽度有无改变，棘上韧带及棘间韧带有无增厚、肿胀及压痛，一般轻触即痛多由棘上韧带病变所致，较深的压痛可能来自棘间韧带；有无棘突偏歪

（图 5-1-3）。如局部棘突偏歪且伴有疼痛，说明该椎体旋转，可能存在脊椎小关节紊乱，可进行手法复位治疗；腰骶部棘突凹陷或呈台阶状，要注意有无隐性脊柱裂或腰椎向前滑脱。

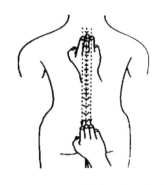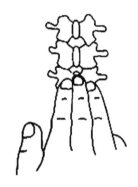

图 5-1-2　棘突触诊（从上向下）　　　　图 5-1-3　棘突触诊（三指法）

2.脊柱畸形触诊　脊柱畸形是骨盆失衡的重要表现，而在骨盆失衡导致的脊柱畸形中，往往是多个轴向的复杂畸形，因此，注意检查脊柱有无后凸、前凸、侧弯及旋转畸形，对本病的诊断尤为重要。

（1）后凸畸形：一个或多个椎体向后侧凸出，称为后凸畸形。颈椎下段及胸椎上段的后凸，多见于颈椎病，这种后凸同时还伴有两侧软组织的紧张僵硬。

①胸椎上段后凸。使胸段生理性后凸增大，胸腔变短，胸腔前后径增长，有以下两种类型。

弧形后凸（又称圆背畸形），见于先天性畸形、后天姿势不良、多发性椎体楔形变、强直性脊柱炎、老年性骨质疏松症等。

角状后凸（又称驼背畸形），见于脊椎结核、椎体压缩性骨折等，老年人可能为转移癌。

②胸椎下段后凸。多见于 13~16 岁青少年，多由于椎体骨骺炎影响发育，或青春期脊柱后凸畸形（又称脊柱骨软骨炎、舒尔曼病）。

③胸、腰段后凸。主要见于外伤性脊柱骨折、脱位所致的成角畸形。对于胸、腰段脊柱后凸患者，可用弹性试验来感知脊柱是否还存在后伸运动。患者俯卧，头面部微偏，双上肢置于床侧，医者手掌平放于患者

背部胸、腰段后凸的棘突上，向下徐徐按压，然后抬起，自上而下可反复数次，若局部弹性减少或消失，即表示胸椎后伸运动丧失。

临床上长期姿势不良、稳定脊柱的肌肉力量不足或疲劳，也可导致中、下段胸椎或胸、腰段脊椎出现弧形后突，棘上韧带长时间受到牵拉，可出现劳损及疼痛。

（2）前凸畸形：脊柱的前凸畸形常发生在颈椎上段及腰段。

颈椎上段的前凸多发生在颈椎下段后凸的基础上，常为头部过度前伸所致，这种前凸常与头部的后仰同时存在，是导致枕下肌群及项后部肌群紧张的重要原因，临床上可出现颈枕部疼痛、偏头痛、脑供血不足等表现。

在检查腰段前凸时，我们常采用简易腰椎曲度测定法：患者靠墙站立，将头部、两肩、背、两臀及两足靠在墙上，正常时腰部与墙面之间可容纳一个手掌自由穿过。若一手握拳可以穿过，则为腰椎曲度过大；若腰部与墙面之间难以穿过一个手掌，则为腰椎曲度减小或消失。

①腰段前凸增大（又称挺腰畸形）。常伴有腰骶角增大，骨盆前倾角增大。见于腰椎滑脱，两侧先天性髋关节脱位或炎症所致的髋关节屈曲畸形、膝屈曲畸形，水平骶椎，进行性肌营养不良症等。另外，驼背、肥胖症、妊娠晚期、佝偻病等亦可引起腰椎前凸增大。腰椎曲度增大还可使两侧髂肋间距变小，腰部变短，出现皮肤皱褶。腰段前凸增大容易引起腰部软组织劳损、腰椎小关节增生、腰椎滑脱和腰椎间盘突出等退行性改变；也可以加重骨盆前倾的角度，从而引起一系列软组织牵张性疼痛，如腹外斜肌、腰方肌受牵拉可出现相应肌肉起始点处疼痛并触及紧张的肌肉条索。

②腰段前凸减小。腰骶角变小、骨盆失衡、退行性脊柱炎、腰椎结核、强直性脊柱炎、腰椎间盘突出等常使腰椎前凸减小、消失，甚至出现后凸。

（3）脊柱侧弯触诊：脊柱侧弯是脊柱在冠状面上向侧方弯曲。脊柱侧弯的早期通常仅向一侧弯曲，即只有一个侧弯曲线，但由于为了维持人体平衡，脊柱产生相反方向的代偿性侧弯，使脊柱呈"S"形弯曲。脊柱侧弯时触诊两肩部出现倾斜，两侧髂肋间距不等，凸侧增宽，皮肤紧张，凹侧变短，皮肤出现皱褶。

腰背痛与脊柱侧弯的关系非常密切，但发生的先后顺序不同，治疗重点不同。

一类情况是侧弯在先，腰背痛继发于侧弯，无论何种原因引起的脊柱侧弯，由于脊柱负重力线和生物力学平衡改变，造成腰背部筋膜、韧带、肌肉附着部位的牵扯和劳损，必然会产生不同程度的腰背痛。治疗时应重点以矫正脊柱侧弯为主，再辅以松筋手法。

另有一类情况是先有腰背痛疾病，然后出现侧弯，如急性腰部肌肉、韧带、关节囊、筋膜等扭伤，引起保护性肌紧张或反射性肌痉挛，牵扯脊柱出现侧弯。仔细检查往往可在棘突后小关节、横突尖端或腰背筋膜找到明显的压痛点，尤以棘突后小关节部位更多见，此种情况应以治疗软组织损伤为主。

腰椎间盘突出症患者常发生脊柱侧弯，侧弯程度轻重不一，根据突出物和神经根的关系，脊柱可以向患侧侧弯，如腋下型；也可以向健侧侧弯，如肩上型。腰椎间盘突出也可以造成骨盆的保护性代偿，出现骨盆倾斜及旋转，称为继发性骨盆失衡，这种情况应先治疗原发病为主，待原发症状缓解后再对骨盆进行整复。

描述脊柱侧弯，应说明侧弯的方向及部位是"C"形还是反"C"形，"S"形还是反"S"形，上身歪向何侧（图5-1-4）。

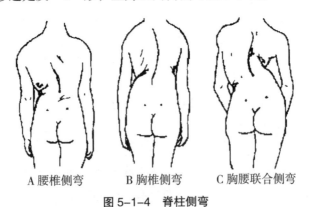

A 腰椎侧弯　　B 胸椎侧弯　　C 胸腰联合侧弯

图 5-1-4　脊柱侧弯

（4）脊柱旋转触诊：脊柱侧弯常伴有脊柱旋转畸形。而这种旋转非常复杂，在腰部旋转朝向侧弯的凸侧，而在胸部往往朝向侧弯的凹侧。

腰段脊柱的旋转称腰椎旋转，是腰椎在水平面上沿纵轴进行旋转的一种病理改变，常与曲度改变及侧弯同时存在，但在临床中常常被忽视，这种脊柱的旋转可以从腰椎延展到胸椎甚至颈椎，其旋转的方向往往不会因为侧弯的方向改变而改变，严重响脊柱的力学平衡。在临床中绝大多数的腰椎旋转，都与骶骨位置改变导致的骨盆失衡相关。

临床上常用触诊棘突及横突的方法来判断腰椎旋转。

①横突判定法。患者俯卧，医者用一手拇、示指或两手拇指置于两侧的 L3 横突上，感知高低的变化，正常时两侧腰椎横突不容易触及，如一侧增高，说明腰椎向该侧旋转，如两侧都容易触及，说明腰椎后凸；

②棘突判定法。医者用拇指由上而下反复触摸腰椎棘突两侧，如果一侧棘突侧板更容易触及，说明腰椎向该侧旋转。

腰椎旋转常为骨盆失衡所致，故在触诊时应同时触诊两髂后上棘的位置变化。

3. 坐位检查 坐位检查时，患者坐于床上，医者站其后，用双手自上而下一次触诊。

首先触诊两乳突是否在同一水平，有无高低不等或前后旋转；枕下部肌肉（头后大直肌、头半棘肌）、胸锁乳突肌是否紧张及有无压痛；有无颈椎曲度增大或颈椎后凸，两侧 C4、C5 横突有无向前移位；项韧带是否紧张肥厚，相邻软组织（斜方肌、肩胛提肌、菱形肌）是否紧张；两侧肩部是否等高，有无不一致的变化，两肩高低、前后的变化，可以反映出脊柱的状态；胸段脊柱有无后凸或平直、侧弯及旋扭，两侧背肌形态张力是否相等，有无一侧紧张或隆起；触摸腰椎排列及形态，是否自然地呈弧形后突，有无侧弯及旋扭；坐位时让患者做挺腰和塌腰的动作，观察腰段脊柱及骨盆的运动情况是否自然。在坐位塌腰时，腰段脊柱后凸，有利于对棘间的探查。另外坐位检查的主要目的是了解脊柱的姿势和运动与立位有何不同，因为坐位时以坐骨结节持重为主，骨盆相对固定，可避免下肢对脊柱的影响。例如患者下肢长度不同，髋关节有屈曲、内收、外展等畸形，当做立位检查时，其骨盆必将发生侧倾、前倾、后倾等变化，进而继发脊柱侧弯、前凸等改变。在坐位时，只要这些继发性改变还未形成固定性改变，就会自行得到矫正。

4. 仰卧位检查　患者仰卧时，注意观察其能否自然平卧，平卧时膝关节及髋关节能否伸直，以手伸入腰部检查腰部能否完全紧贴床面，如髋关节伸直时腰部不能贴床而髋关节屈曲时腰部能贴床，表明髋关节屈曲畸形。髋关节屈曲畸形可能是髋关节本身的病变，也可能是髂窝脓肿或髂腰肌短缩所致。

下腹部触诊，骶髂关节炎性病变时腹股沟处可有明显的压痛。消瘦的患者在腹部有时可清楚地触及骶骨体前部的肿块，易与腹部肿块相混淆，可用手加压按于该肿块加以鉴别。触诊两侧髂前上棘有无高低或前后不对称，两侧髂前上棘是否对称是判断骨盆移位的重要标志。若患侧髂前上棘位置向上、向后移位，则患侧髋骨有向后错缝的可能；若患侧髂前上棘向前、向下移位，则说明患侧髋骨向前旋转。观察两侧髂前上棘与耻骨联合的位置关系，正常时三点应处在同一平面，如耻骨联合向上突起，则说明存在骨盆后倾，若两侧髂前上棘明显高于耻骨联合，则说明存在骨盆前倾。

用双手拇指同时触诊双侧耻骨上支，判断其是否在同一水平，如果患侧耻骨上支高于健侧，提示髋骨下部向前移位，这种移位有时会使通过腹股沟下方的血管、神经受到卡压，出现患肢发凉及麻木的症状。触诊髋部有无压痛、肿胀，有无肿物、异常隆起、肌紧张、痉挛等。

腹股沟中点下方2cm是髋关节前壁及股骨头所在处，如触之隆起、饱满，说明髋关节肿胀；如触之凹陷，则是股骨头脱出。压痛多见于髋关节炎症、股骨颈骨折、风湿性关节炎、股骨头无菌性坏死、髋关节结核等。

在髋关节外侧可以清晰地触及大转子，若在该处触及囊性肿物，且后方生理凹陷消失，伴有压痛，可见于大转子滑囊炎。弹响髋畸形时，屈伸髋关节时可触及一条粗而紧的纤维带在大转子上来回滑动。股骨粗隆间骨折、髋关节后上方脱位、股骨头无菌性坏死时，可触及大转子上移。

股三角上界为腹股沟韧带，内侧为长收肌，外侧为缝匠肌。长收肌的一部分，耻骨肌和髂腰肌形成股三角的底部。股动脉和淋巴结在髂腰肌的表面，髋关节在髂腰肌的深面，股三角中还有股静脉和股神经通过。

检查股三角部位的软组织时，患者取仰卧位，被检查一侧的下肢屈膝，足跟放在对侧膝关节上。这种体位使髋关节处于屈曲、外展、外旋位。股动脉约在腹股沟韧带中点的下方通过，在该韧带的下方可触到动脉搏动。正常时脉搏有力，髂总动脉或髂外动脉如有部分闭塞搏动可能减弱。股骨头位于股动脉后方深部，因为有增厚的前部关节囊（髂股韧带）及肌腱和髂腰肌覆盖，所以触不到。股神经位于股动脉外侧。耻骨上支下缘是闭孔神经穿出部，闭孔神经痛患者在此部位有特别明显的压痛点，并有向闭孔神经降支或后支的放射痛。还要注意触摸腹股沟淋巴结有无肿大，对判断髋部炎症及肿瘤有重要意义。

5. 俯卧位检查　检查体位：患者俯卧于床上，胸下不要垫枕，双手重叠，手心向下，置于头前，前额枕在手背上，全身肌肉放松，自然呼吸。

观察卧姿是否自然舒适，腰背部是否左右对称，脊柱有无侧弯、后凸。姿势性驼背、脊柱代偿性侧弯或前凸往往在俯卧时消失。

观察患者俯卧位自然放松状态下双脚的内、外旋情况，然后将双脚并拢，观察两足跟的长短、高低的变化。

触摸骨骼时，重点检查骨骼的形态、位置、畸形、骨擦音及异常活动等，在腰部要注意腰椎棘突、横突、骶骨、髂骨的检查。触摸棘突时注意棘突有无凸起或塌陷，有无偏歪及旋转，有无压痛或叩击痛。

在触诊中，很难将一块骶骨或两块髋骨摆到正常的位置上，从而触摸另一块骨的改变，也就是说在触诊骶骨与髋骨时两块骨都不是处于正常的位置，这就给判断骨盆失衡的类型带来了困难。如果尽可能地将其中一块骨摆置在正常的位置上，那么另一块骨位置变化很明显。而且这种位置的改变通过筋骨链的作用向远端传导，向上可导致整个脊柱侧弯和扭曲，向下则表现为两下肢长度以及内、外旋角度的变化，还可影响到两肩及上肢，引发颈、肩、腰、臀、腿痛等一系列临床症状。

（1）腰椎横突的检查：以 L3 横突为主，观察双侧或单侧横突有无翘起，横突部软组织有无紧张痉挛及压痛。

第 3 腰椎横突综合征患者，多因脊柱的侧弯及旋转导致侧弯突侧的腰段半棘肌紧张出现疼痛，在 L3 横突与第 10 胸椎棘突连线上可以摸到紧张的肌束。

（2）髂骨的检查：首先要观察两侧髂骨是否对称，可以通过髂骨及股骨的骨性标志判断，触摸两侧髂后上棘、髂棘、坐骨结节、大转子是否对称，也可以通过触摸两侧臀大肌的充盈程度判断。其次必须结合骶骨及腰椎的形态综合分析，才能有一个较为明确的诊断。

以单侧骶髂关节错位为例，临床上一般将骶髂关节错位分为前错位及后错位。前错位是指一侧髂骨相对骶骨向前旋转错位。髂后上棘向前移位，髂骶沟变浅，同时可伴有坐骨及耻骨的后旋，坐骨结节凸起，腘绳肌紧张，髂骨向前旋转的同时还常伴有外旋及髂前上棘前突。后错位是指一侧髂骨相对骶骨向后旋转。后错位时患侧髂后上棘凸起，髂骶沟变深，患侧髂骨除向后旋转外同时伴有内旋及髂嵴外翻，还可伴有坐骨及耻骨向前移位。这种骨骼的位置变化又会牵扯到与其连接的软组织，长时间的牵扯可导致这些软组织痉挛、疼痛。这些软组织还可牵扯到骨盆以外的关节，出现长短腿及足内、外旋的改变。骶骨的移位导致骶骨位置改变，继而可影响到整个脊柱，使其出现曲度改变、侧弯及旋转等，脊柱的力学失衡又可导致与其连接的软组织失去平衡，出现紧张或松弛，从而产生一系列临床症状。

（3）腰椎曲度的测量：在俯卧位检查时，通常将一手掌置于患者腰部，如此时患者背部及骶后部与医者的手背高度一致，则为正常；若患者背部及骶后部高于医者的手背则提示腰椎曲度增大，与骶骨前倾及骨盆前倾有关，也可为胸椎后凸所致。

> 　　这里我们提出了两个概念，一个是骶骨前倾角，一个是骨盆前倾角，这两个角不是一个概念不能混淆。
> 　　骶骨前倾角为沿骶骨上缘作直线与水平线相交的锐角。该角度的改变直接影响腰椎曲度的改变。

　　骨盆前倾角为骨盆入口的平面与地平线的夹角。女性为 55°，男性为 50°。若此角增大为骨盆前倾；若此角减小为骨盆后倾。在骨伤科临床中有时也靠髂前上棘与髂后上棘连线与水平线的夹角来判断骨盆有无前倾。测量时，患者应采取站立位，医者将一把直尺用医用胶布粘在髂前上棘与髂后上棘之间，再用量角器测出直尺与水平线的夹角，一般正常人为 15°。

　　（4）腰部肌肉的检查：触摸背腰部肌肉是否放松，有无肌痉挛，两侧肌肉的紧张度是否相等。如果俯卧时肌肉仍不能放松，尤其是骶棘肌仍很紧张，则提示脊柱本身或肌肉、韧带附着处损伤或疼痛性疾病，临床较多见的有急性腰扭伤、腰椎小关节紊乱、腰椎间盘突出。

　　骨盆失衡患者因骶髂关节的错位导致脊柱旋扭，凸侧的腰肌会被抬高，可以摸到两侧腰肌不等高。另外由于骨盆的位置不正，连接在这些骨骼上的软组织（肌肉、韧带及筋膜）必然受到牵拉，出现条索及结节，并有触痛。

　　在一侧髋骨前旋或后旋时，可以摸到患侧的臀大肌隆起或塌陷。

　　腰肌劳损患者由于脊柱形态及受力方式的不同，有时可见到横突棘肌紧张，肌肉轮廓粗大，使下腰部呈现一菱形的深窝，形如碗，也称"碗状腰"。

　　骶骨前倾，腰椎曲度增大时，为了维持脊柱的稳定，下腰部的多裂肌因长时间紧张而痉挛、疼痛。

　　髋骨前倾患者坐骨结节上移，导致腘绳肌紧张而疼痛，在股后侧可以摸到紧张的肌肉。

　　6.骨盆部检查　重点检查骨盆是否平衡。骨盆是将躯干重力均衡地传至下肢的重要环节，骨盆的平衡是正常人体姿势的基础，因而检查时应首先注意骨盆是否平衡，有无前倾、后倾或左右倾斜等。临床上为了更好地认识与分析骨盆失衡的原因及类型，把骨盆的平衡分为内平衡与外平衡。内平衡是指骨性骨盆之间的平衡，包括三块骨（一块骶尾骨及两块髋骨）与三个关节（两个骶髂关节及耻骨联合），组成骨盆环的三个关节中任意一个关节发生错位，称之为骨盆内平衡失衡。骨盆的上部与脊柱相连，骨盆的下部与下肢相连，正常时三者维系在一个相对平衡的状态，称为骨盆外平衡。脊柱或下肢原因导致的骨盆整体的倾斜及旋转，称为骨盆外平衡失衡，简称骨盆外失衡。又因为导致骨盆外失衡的因素可以来自骨盆的上方或下方，所以又将外失衡划分为上失衡及下失衡。

在骨盆失衡的触诊中，检查两侧髋骨与骶骨的位置关系是诊断的重要环节，而骨盆失衡首先是一侧骶髂关节的错位，这种错位如不太严重，未超出其他两个关节的代偿能力，主要表现为单侧的症状；如一侧骶髂关节错位严重，超出了其他两个关节的代偿能力，则可同时出现其他两个关节的错位。

人体的骨骼是由关节囊、韧带、肌肉以及筋膜等组织联系在一起的，它们把人体的骨骼维系在正常的位置上。反过来说，因为人体的每一块骨骼都在正常的位置上，那么将其连接起来的这些软组织才会柔软而平顺，这就是中医学所说的骨正筋柔。这些由软组织连接起来的骨骼就像链条一样，称之为筋骨链。这种筋骨链串联起多个关节，在运动中如果其中某一个关节超范围运动，就会带动与其相连的其他关节的连带运动，甚至可以向更远的关节传导。为了更好地说明这种作用，将人体的骨骼人为地分化成五个筋骨链，即一个脊柱链（又称中枢链），两个上肢链和两个下肢链。从这个角度分析，组成骨盆的三块骨骼分别划分在三个筋骨链当中，其中骶、尾骨构成脊柱链的下端，两个髋骨分别组成两个下肢链的上端。由于筋骨链的作用，骨盆内、外平衡也会相互影响。脊柱的疾患可以通过脊柱链的作用影响到骶骨的位置变化；骶髂关节错位时，髋骨的移位也会通过下肢链的作用向足部传导。由于筋骨链之间也是靠关节来连接的，所以一条筋骨链的疾病也可导致其他筋骨链的失衡，例如，髋关节出现问题可以导致骨盆的倾斜，出现脊柱侧弯，又可引起两肩以及双上肢的失衡。

（1）骨盆前、后倾斜：正常人站立时，骨盆入口平面（骶骨岬至耻骨联合的连线）与水平面成 60° 角。大于 60° 为骨盆前倾，从外形观察腰椎段曲线明显前凸；小于 60° 为骨盆后倾，腰椎段前凸曲线减小或消失。

（2）骨盆左、右倾斜：正常骨盆两侧髂嵴应在同一水平线上，否则表示骨盆左、右倾斜。这种骨盆的倾斜可为骨盆内平衡失衡引起，也可为下肢的原因导致。应注意有无双下肢不等长，如髋关节脱位、髋内外翻畸形、膝关节内外翻畸形、下肢骨折畸形愈合、脊髓灰质炎等，任何原因引起的下肢绝对长度的不等都可导致骨盆外平衡失调。同时由于筋骨链的作用，常可出现腰椎下段代偿性侧弯。测量下肢短缩或增长程度或准确数值，一般检查方法是患者两腿并拢，两足跟着地放平，取立正姿势，医者用双手拇指分别压在患者两侧髂前上棘，然后用简便的目测方法，观察高低相差数值。

骨盆失衡患者可有单纯的骶骨前（后）倾或骨盆前（后）倾，这里所说的骨盆前（后）倾，主要是髋骨在髋关节上的前（后）倾，也可同时有骶骨与髋骨的前倾或后倾，或两侧髋骨同时前倾或后倾，但程度却不同，或两侧髋骨向不同的方向旋转错位。

（3）骶骨前倾与尾骨后翘：骨盆内平衡失衡患者有时会出现骶骨前倾或尾骨后翘，检查时首先将两侧髋骨摆放为正常的位置，然后触摸骶骨在髋骨上向前旋转的程度，这种旋转往往是沿着两个不同的冠状轴进行，上冠状轴位于骶髂关节上部，表现为尾骨向后翘起，臀大肌、骶结节韧带骶棘韧带紧张，腰椎曲度增大，但前突的顶点位置靠上，相当于L3 水平；沿下冠状轴向前旋转表现为骶骨上部塌陷，两侧髂后上棘突出，腰骶部两侧肌筋紧张，菱形区加深，腰椎前突增大，但前突的顶点位于 L5 水平。

（4）骶骨后倾：骶骨后倾可由两侧髋骨前旋引起，也可由腰椎曲度变直或后凸造成。骶骨后倾时，腰椎曲度上移、减小、变直或后凸，尾骨低垂，两侧髂骶沟变浅或消失，两侧骶棘肌起始部紧张隆起。

（5）两侧髋骨后旋：两侧髋骨后旋是指骶骨在正常的位置下，两侧髋骨绕骶骨进行旋转。这种情况首先要判断骶骨位置是否正常，骶骨作为脊柱链的下端，它的位置正常表现为整个脊柱的形态正常，特别是腰椎曲度正常。在这种情况下，髋骨绕骶骨的旋转也沿两个冠状轴，沿下冠状轴表现为髂后上棘向后凸起，下部形成纵行的骨嵴，两侧髂嵴后部向后翘起；沿上冠状轴表现为髋骨下部向前移位，臀部变得扁平；这两种旋转移位在仰卧位触诊时均可出现骨盆后倾，即两侧髂前上棘低于耻骨联合水平。

（6）两侧髋骨前旋：仰卧检查时两髂前上棘明显高于耻骨联合，双下肢外旋，俯卧时可见两侧坐骨结节后突，两侧腘绳肌紧张。两侧髋骨前旋可同时伴有骶骨前倾或后倾，继发一系列临床改变。

（三）压诊

压诊又称按诊，是医者用手指对损伤局部及其周围结构进行按压，以寻找压痛点及判断压痛程度轻重的诊察方法。通过压诊可以较清晰地了解损伤的部位、范围、层次，疼痛的性质、程度等。主要内容为寻找骨盆失衡导致的身体各部位常见压痛点。筋伤患者压痛点往往就是损伤的部位，但骨盆失衡患者压痛点有时并非对应局部病变。压痛点之间存在着内在的联系，分析其分布规律，对骨盆失衡的诊断非常重要。检查时还要分清哪些属于主要压痛点，哪些属于次要压痛点。在治疗过程中，主要压痛点和次要压痛点可以相互转化。因此整个治疗过程中，必须反复定期诊察，才能正确鉴别。

患者主诉某一部位疼痛，一般只反映病变的大体部位，而对压痛点的检查才能进一步了解具体情况。需要注意的是每个人的疼痛阈值（简称痛阈）是不一样的，即使在同一个人身上，不同部位痛阈也不同，这就要根据以往的经验进行鉴别，或进行两侧对比。寻找压痛点的压力大小要因人、因部位而异。较敏感的人或部位用力可轻一些（如风市穴）；痛阈高的人用力可大些。部位较深者，用力需较大才能触及。

1.压痛点的检查　压痛点的检查对骨盆失衡的鉴别诊断具有重要意义。在进行触诊寻找压痛点之前，嘱患者用一个手指准确地指出疼痛的部位，称之为"指点试验"，以便了解疼痛的准确部位及痛点或痛区范围的大小。根据患者的主诉痛点，从外周向痛点中心用拇指触诊法检查压痛点位置。

一般来讲，肌腱、韧带、筋膜在骨骼上的附着点，是高应力集中区域，易发生损伤产生无菌性炎症，因而压痛很明显。肌肉的疼痛以酸胀痛为主，肌肉的压痛范围较广。压诊部位不只有痛感，还有酸胀麻等感觉，这些也可作为诊断的一项指征。另一种情况是由反射引起的肌痉挛，或内脏病变引起特定部位的牵涉痛，这些部位虽然有压痛点，但不是原发病灶，应注意鉴别。

对压痛点检查时，还要区别浅压痛和深压痛。

（1）浅压痛检查：患者取俯卧位，医者用拇指顺序轻压棘突、棘间韧带和两侧的腰背筋膜、肌肉、椎间关节、腰骶关节、骶髂关节、髂腰韧带、骶部背面以及臀部的好发压痛部位，记住该压痛点，再检查一次，看压痛点的位置是否固定。

（2）深压痛检查：患者取俯卧位，使肌肉放松，医者以拇指做深部按压，若出现疼痛，提示深部软组织病变或椎间关节病变。

2. 反跳痛的检查　在对痛点按压检查时，要注意有无反跳痛，即在按压后手指抬起时出现疼痛，提示局部组织处在急性炎症期。

确定压痛点的深浅后，再做各方面活动痛的检查，边检查边分析。按压检查压痛点时，应注意是否同时有下肢放射性疼痛。根据压痛点，结合病史及其他特殊检查，多可查明病变部位。压痛的检查也是评定疗效的一项重要指征，例如，在骨盆失衡的治疗中，在将后旋的髋骨复位后，梨状肌的压痛明显缓解或消失。

3. 压诊的要点

（1）压诊时，通常医者以单手拇指或双手拇指进行按压，按压方向应与被检查的组织垂直。如对 L3 横突的按压。检查压痛点的关键在于"准"。所谓"准"就是要正确地选准压痛点，更要正确地压准压痛点。对筋膜或肌肉，拇指必须沿着它们的牵拉方向，尽可能垂直地针对其病变的附着处骨面上滑动按压；对筋膜连接处，拇指必须在压痛点上滑动按压；对神经所在部位，拇指必须在其压痛点上横过神经支滑动按压；在肌痉缩的初期，应该同时进行肌腹的检查，拇指必须横过肌腹沿压痛部位进行按压。

（2）查体时应以压痛部位为准，而不应以患者平时感觉到疼痛的部位为准。因为患者深部疼痛感觉的自身定位往往不清晰。

（3）压诊时应注意与健侧对比检查，以鉴别其异常改变。如髋骨后旋导致的梨状肌紧张，患者有时并没有意识到臀部的疼痛，但在压诊检查时医者很容易就能找到紧张的梨状肌，但对该肌压痛的判定必须两侧对比，通过对比，患者就能感到患侧的肌肉压痛明显大于健侧。

（4）压诊时，医者要根据手下的感觉和患者的反应，悉心体会，压痛的部位除感觉异常外，往往还能摸到骨突的偏歪或肌肉、筋膜的紧张等，应加以综合分析，作出判断。

4. 背腰部的常见压痛点

（1）棘间隙压痛点：该处压痛主要见于椎间盘突出及棘间韧带损伤等。

（2）棘突压痛点：该处压痛多系棘上韧带损伤，相应节段多个脊椎的后凸畸形，好发于胸段及胸腰段，在其两侧常可触及紧张的肌肉、筋膜。发生跌伤或撞击伤时，可见棘突骨折。

（3）棘突旁压痛点：在棘突旁开 1~1.5cm 处，此处有压痛系脊神经根背侧支受累之故，主要见于椎管内疾患，椎间盘脱出时此处可有压痛并向下肢放射。

（4）肋脊角压痛点：在第 12 肋与骶棘肌外缘相交处，多见于肾脏疾患、腰方肌损伤。

（5）腰肌压痛点：腰背部两侧肌肉局限性或较散在性压痛，见于腰肌劳损；髂后上棘处压痛，多为竖脊肌起始部损伤。

（6）L3 横突压痛点：多为横突肥大或后翘，软组织被牵拉所致。

（7）腰眼穴压痛点：即 L4、L5 棘突旁开 6~8cm 处，可触及点状压痛，此压痛点（区）主要为腰深筋膜纤维组织炎或脂肪疝（中年妇女多见）使末梢神经受卡压所致。

（8）髂腰角压痛点：见于 L5 横突、髂腰韧带损伤或劳损，一侧 L5 横突骶化，假关节形成等。

（9）骶中嵴压痛点：主要是腰背筋膜附着处，该筋膜的损伤及炎症可导致疼痛，多与腰部深层肌劳损同时发生。

（10）臀上皮神经点：位于髂嵴中部下缘 2~3cm 处，臀大肌与臀中肌劳损时，此处有明显压痛，也可摸到条索状物。

（11）臀上神经点：位于髂后上棘与大转子连线上、中 1/3 交界处，臀上神经由此出骨盆，局部组织炎症及肿胀均可影响臀上神经而出现疼痛。

（12）臀下神经点：髂后上棘与坐骨结节连线的中点，臀下神经由此出骨盆，局部组织炎症及肿胀，均可影响臀下神经而出现疼痛。

（13）坐骨神经点：在股骨大转子与坐骨结节连线的中点，如坐骨神经、盆腔出口处有炎症、粘连、狭窄等病变时，则此处可出现明显压痛，并沿坐骨神经放射。

（14）阔筋膜张肌点：位于髂前上棘与股骨大转子连线的中点，深层为阔筋膜张肌，该肌损伤则此处有明显压痛，且可摸到条索状物。

（15）臀中肌点：位于髂嵴与大转子连线的中点，臀中肌、臀小肌损伤或痉挛时，该处压痛明显。

（16）梨状肌压痛点：位于髂后上棘与大转子连线的中点，梨状肌紧张或外伤时，可出现疼痛，并可伴有坐骨神经放射痛。

（17）髂嵴缘压痛点：该处为腹外斜肌、腹内斜肌、腹横肌、腰方肌、背阔肌、臀筋膜等软组织附着处。这些软组织无菌性炎症病变时，局部压痛明显。

（18）髂前上棘压痛点：见于阔筋膜张肌、缝匠肌损伤。

（19）髂前下棘压痛点：见于股直肌损伤或痉挛。

（20）耻骨联合压痛点：见于耻骨联合分离、耻骨联合错位、耻骨联合软骨炎。耻骨联合分离时，还可触及其间隙增宽。

（21）髂结节压痛点：位于髂前上棘后方 10cm，髂骨的最宽处，为阔筋膜的起点，髂胫束紧张时，在其下方可触及紧张的韧带纤维束。

（22）髂后上棘压痛点：若为双侧压痛则提示产后致密性骶髂关节炎，单侧压痛以骶髂关节损伤者多见。

（23）髂后上棘内侧压痛点：为髂腰韧带附着处，提示该韧带损伤。

（24）骶髂关节下缘压痛点：此处深部有骶髂韧带、骶棘韧带、骶结节韧带，骶髂关节损伤时，此处压痛明显。

（25）骶尾部压痛点：见于骶尾部挫伤、韧带损伤或骨折、脱位。

（26）大转子压痛点：多见于臀中肌、臀小肌及梨状肌损伤。

（27）坐骨结节压痛点：见于坐骨结节滑囊炎，骶结节韧带、股二头肌、半腱肌、半膜肌、股方肌损伤或劳损等。

（四）动诊

动诊是指医者对患者进行主动、被动关节活动检查，以及进行骨科特殊试验检查的诊察方法。以了解关节功能情况及对筋伤疾病进行鉴别。测量关节活动范围时，首先应了解正常的关节活动范围，还应注意不同人群、年龄、性别、职业、生活方式及锻炼程度的差异。最好是与健侧肢体对比测量。先进行主动运动的检查，再进行被动运动的检查。前者受患者精神因素的影响较大，虽然能反映脊柱及骨盆运动的一般情况，但要精确定位比较困难。而被动运动检查可补其不足。

人体各关节的功能运动范围是指每个关节从中立位向各方位运动最大角度的范围。包括中立位 0° 法和邻肢夹角法。脊柱和四肢关节的运动范围检查，以中立位 0° 法为标准。

中立位 0° 法就是以关节中立位为 0°，每个关节从中立位到关节运动所达到的最大角度。先检查主动运动，后检查被动运动。主动运动范围，是指患者自己主动活动肢体的活动范围。被动运动范围，是指医者活动患者肢体的活动范围。一般被动运动范围大于主动运动范围。如果主动运动正常，说明被动运动也将正常。当关节强直时主动及被动运动均会出现障碍；肌肉瘫痪时，不能主动运动，但是被动运动正常，甚至超过正常范围。

在关节运动检查时，医者需注意观察关节的运动轨迹，有无不对称的运动、有无活动度变化，有无疼痛、弹响及摩擦感，有无肌肉的紧张、挛缩及无力。若出现疼痛、摩擦音或摩擦感，应注意它们与运动的关系，这对疾病诊断有着重要的临床意义。一般来说，主动运动或抗阻运动出现的疼痛，多为该关节原动肌的损伤；被动运动产生的疼痛多为拮抗肌的损伤；若主动运动与被动运动皆受限且有疼痛，则多为关节的病变所致；若主动运动丧失，而被动运动正常，则提示原动肌瘫痪。

在被动运动检查时，医者还要注意观察患者主动运动时出现的症状有无改善。

1.腰部运动功能检查　腰椎有前屈、后伸、左右侧弯和左右旋转运动，其运动范围与患者的年龄、性别、职业、体重、是否经常锻炼等多种因素有关，临床检查时应注意这些因素的影响。腰椎活动范围较大，但在检查时要固定骨盆，避免髋关节参与运动。腰部正常运动范围为：直立姿势 0°，前屈 90°，后伸 30°，左右侧屈各 20°，左右旋转各 30°。

腰椎动诊检查时应注意观察、询问以下几点：其一，各方向运动所达到的最大角度。如患者运动受限，应询问是否由疼痛引起。其二，各方向运动的过程中，腰背及双下肢有无酸、困、沉、痛、麻、木、胀等症状出现。

（1）前屈检查：腰徐徐前屈，膝关节不能屈曲。正常时前屈可达 90°，两手中指尖可触地，整个腰背部弯成一均匀的弧形，无不适感。

腰椎或腰骶关节有病变时，腰部平直、姿势发僵、屈曲运动受限并有疼痛，运动中心由腰部转变为髋关节。腰椎椎间关节或骶髂关节病变，亦可使脊柱屈曲运动受限，伴有疼痛。可以用脊柱前屈的伸长率来测定（图 5-1-5）。

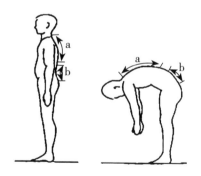

图 5-1-5　脊柱伸长率检查

测量脊柱前屈时的伸长率时，患者先直立，测量 C7 棘突至 S1 之间的长度，令患者向前弯腰至最大限度，再测量该两点之间的距离，正常伸出可达 10cm，距离缩短可提示下腰椎强直。

脊柱前屈时，若初弯腰时腰痛加重，继续弯腰到最大角度时疼痛减轻，提示腰肌损伤；若深弯腰时出现腰部中央疼痛，提示棘上、棘间韧带损伤；棘上韧带位置表浅，深弯腰疼痛加重；棘间韧带位置较深，屈伸腰部均可疼痛，特别是 L5/S1 棘间韧带更易发生损伤。若弯腰时出现腘绳肌疼痛，提示腘绳肌损伤、骶髂关节前错位；若弯腰时出现腰痛及一侧下肢坐骨神经痛，提示腰椎间盘突出；若弯腰时疼痛，腰部绷直后再弯腰疼痛减轻，且在局部未能找到明显压痛点，提示腰部深层肌肉损伤，往往靠大肌肉紧张进行保护；若弯腰时腰椎僵直无自然弧度，提示腰椎强直；若弯腰时腰痛减轻，提示腰椎小关节错缝。

（2）后伸运动：患者站立姿势同前屈运动，双手抱于枕部，徐徐后伸，膝关节亦不能屈曲，医者伸手在后方保护，防止患者向后仰倒。正常时可达 30°（体操、杂技人员等除外）。若腰椎椎间关节或腰骶关节有病变时，后伸运动过程中出现疼痛，活动范围减小。椎管狭窄症，后伸试验阳性；腰部软组织损伤时，往往后伸时不出现疼痛加重的现象，而后伸时出现坐骨神经放射性疼痛，则提示坐骨神经根炎。

（3）左右侧屈：左右侧屈的检查常采用抱枕位或摸腿法，其原理与前屈、后伸检查相同。对腰椎间盘突出、腰扭伤、腰椎小关节紊乱、脊柱侧弯与强直等有诊断价值。

（4）旋转检查：双手抱枕，固定骨盆，观察腰部左右旋转情况。旋转受限或出现疼痛可见于腰椎间盘突出、腰椎小关节紊乱、腹肌拉伤等。

（5）腰椎各方向运动受限：多见于脊柱结核、严重腰椎间盘突出、腰椎滑脱、类风湿脊柱炎等。对有严重损伤者，需拍 X 线片，以排除椎体骨折及滑脱等。

2.骨盆运动功能检查　骨盆环是一个整体，除骶髂关节可做轻微的上、下、前、后滑动，及在前、后滑动的同时伴有旋转运动外，基本不能单独活动。只能通过运动骨盆周围的关节，间接观察骨盆关节运动的表现。骨盆的运动与腰部及髋关节的运动密切相关，在下肢固定的情况下，骨盆会随着腰部大范围的屈伸、侧屈及旋转而运动；在上半身固定的情况下，骨盆又会随着髋关节的屈伸、收展、旋转及环转而运动。骨盆以髋关节为轴心，可做前倾、后倾、上升、下降、旋转及回旋等动作。

（1）站立位腰部运动：腰骶关节病变时，腰部各方向运动明显受限。骶髂关节病变时，患者常用健侧下肢支撑体重，使患肢松弛，患侧髋关节呈屈曲状，腰部前屈及旋转运动受限，但后伸及侧屈运动受限较小。

（2）坐位腰部运动：骶髂关节病变时，患者在坐位时常将患侧臀部抬起，离开凳面，身体向健侧倾斜。腰部前屈时，由于骨盆相对固定，其疼痛及运动受限程度比站立时大为减轻，或完全无限制。腰骶关节病变时，患者在坐位所做的腰部各方向运动与站立时情况相同，疼痛与运动幅度均无明显改善。

（3）卧位运动：

①卧位屈伸髋关节。骶髂关节病变时，卧位屈伸髋关节可引起该关节疼痛。对骶髂关节松弛的患者，医者用一手置于其骶髂关节处，屈伸同侧髋关节，可清楚地感到髋关节运动的同时伴有滑脱响声，严重者在响声出现时有剧烈疼痛，但响声过后疼痛可完全消失，此为不平滑的骶髂关节面互相摩擦之故。

②卧床翻身运动。骶髂关节病变时，患者向患侧侧卧易引起疼痛，故常向健侧侧卧，双下肢屈曲。因腰臀部疼痛而感到翻身困难，须用手扶着臀部转动，严重者翻身时须他人推动臀部协助翻身，是骶髂关节病变患者特有的阳性体征。

3. 髋关节运动功能检查　髋关节的运动有前屈、后伸、内收、外展、内旋、外旋六种方式，又可分为外力作用的被动运动和自身肌力作用的主动运动。检查时，就要检查关节这两方面的功能。神经损伤或脊髓灰质炎患者应先做主动运动检查，一般髋关节病变者可以直接做被动检查。

（1）髋关节中立位：髋关节伸直，髌骨、足趾朝上。

（2）主动运动检查：

①屈曲。患者取仰卧位，双下肢伸直，被检查侧髋关节主动屈曲或被检查侧屈髋、屈膝，大腿向胸腹部靠近，臀部和背部不要离开床面，正常人膝关节接近胸部。膝伸直时，由于腘绳肌紧张，主动屈曲可达80°，被动屈曲约120°。膝屈曲时，腘绳肌松弛，主动屈曲130°~140°，被动屈曲可超过140°。屈髋肌为髂腰肌、缝匠肌、股直肌、阔筋膜张肌

和耻骨肌，其中最强有力的为髂腰肌。除上述肌肉外，还有一些辅助屈肌，如臀中肌和臀小肌前部纤维、长收肌、股薄肌等。

②后伸。患者取俯卧位，双下肢伸直，被检查侧下肢抬离床面，主动后伸一般为 20°，被动后伸可达 30°。后伸肌为臀大肌、臀中肌后部纤维、腘绳肌和大收肌。检查时要注意防止腰椎代偿运动，骨盆不能离开床面。

③外展。患者取仰卧位，双下肢伸直，医者双手扶住两侧髂骨，防止骨盆运动。被检查侧下肢主动外展，估计两腿之间的角度。正常可达 30°~40°。外展肌为臀中肌、臀小肌和阔筋膜张肌，臀大肌上部纤维和梨状肌可起辅助作用。

④内收。患者取仰卧位，被检查的下肢自动向对侧肢体靠拢并越过，估计其超过的角度。检查时下肢与身体要摆正。正常可达 20°~30°。内收肌为耻骨肌、长收肌、短收肌、大收肌和股薄肌。此外，臀大肌、股方肌、闭孔内肌、闭孔外肌和腘绳肌也有内收大腿的作用。

⑤外旋。患者取仰卧位，髋关节和膝关节各屈曲 90°，大腿不动，足向内侧运动，小腿向内运动的角度即髋关节外旋的角度。正常可达 30°~40°。外旋肌为梨状肌，闭孔内肌，上、下孖肌，屈髋时髂腰肌亦起作用。检查时要防止骨盆移动。

⑥内旋。患者取仰卧位，髋关节和膝关节各屈曲 90°，大腿不动，足向外侧运动，小腿向外运动的角度即髋关节内旋角度。正常可达 40°~50°。内旋肌为臀中、小肌前部纤维及阔筋膜张肌。

（3）被动运动检查：在进行髋部运动功能检查时，如果患者有运动功能障碍，往往以骨盆或腰椎的运动来代偿运动受限的髋关节。为了准确地评价髋关节的运动范围，应该防止这种代偿运动。在进行下面各项检查时，应该固定住骨盆。

①屈曲。患者仰卧，使骨盆放平，两髂前上棘连线与身体中线垂直。医者一手放在患者腰椎下面固定骨盆，另一手放在其膝部，当屈曲髋关节时，同时屈曲膝关节，要注意屈曲到什么角度时，患者背部能触及医者固定骨盆的手，这时腰部前凸变平，骨盆也被固定，再进一步屈曲，保证只有髋关节运动。要使髋关节尽可能屈曲，正常时，屈曲可使大腿

靠近胸部。检查时要注意对侧肢体必须保持伸直位，如骨盆发生旋转则出现"托马斯征"，另外还要注意对侧髋关节是否有屈曲挛缩畸形。正常时，髋关节屈曲角度为130°~140°。

②后伸。患者俯卧位，医者将一侧手压在患者骶骨部，固定住骨盆。让患者弯曲膝关节，松弛腘绳肌，使其不参与伸髋运动。医者另一手放在被检查侧大腿的下面，向上抬腿。如果腿不能后伸，就可能有髋关节屈曲挛缩或关节强直，这时需要检查对侧，对比两侧的运动范围。正常时，髋关节后伸的角度约为30°。

③外展。患者仰卧，两腿取中立位。医者一侧前臂横放在患者骨盆前部，用手握住对侧髂前上棘固定骨盆，然后用另一手握住被检查侧踝部，尽量使被检查侧下肢外展，但动作要轻柔缓慢。下肢外展到最大限度时，医者可以感到骨盆开始移动。如果让被检查侧下肢保持这个位置，再以同样方法检查另一侧，这就很容易比较两侧髋关节外展的程度。一般来说，发生病变时，髋关节外展受限要比内收受限更为常见。正常时其外展角度为45°~50°。

④内收。患者取仰卧位，医者仍然用手固定患者的骨盆，另一手握住被检查侧踝关节，使被检查侧下肢横过身体中线和对侧下肢的前方。当内收到最大限度时，医者可感觉到骨盆开始移动。要注意肥胖者软组织厚实，大腿太粗也可以限制内收的范围。正常时，其内收角度为20°~30°。

⑤内旋。患者取仰卧位，双侧小腿悬垂于诊察床外。医者一手固定其大腿，以防止在检查过程中把股骨拉向侧方，另一手握住一侧胫骨下端，以胫腓骨作为杠杆，将小腿向外展，使大腿和髋关节发生内旋。胫骨可以作为一个指针，能清楚地表明旋转活动角度。然后，以同样方法检查对侧，并作两侧对比。

另一种检查方法是让患者取仰卧位，双下肢伸直。医者站在诊察床足侧，用双手分别握住双足踝上部，以髌骨近端作为标志，向内旋转下肢并测定旋转角度。正常时，其内旋角度约为35°。

⑥外旋。检查方法与内旋检查方法基本相同，只是将检查动作改为相反方向即可，正常时其外旋角度约为45°。

内外旋双髋同时检查法：患者取仰卧位，使其双髋及双膝同度屈曲。两膝并列不动，两足充分分离，观察两髋的内旋角度。然后将两足跟并列不动，两膝充分分离，观察两髋的外旋角度。髋关节结核、骨关节炎、化脓性关节炎、类风湿关节炎及强直性脊柱炎等疾病均能使内外旋受限；先天性髋脱位及陈旧的外伤性后脱位则可发现内旋范围增大而外旋受限。

在主动运动检查中采取的髋关节屈曲位检查，也可在此基础上加以被动检查，取伸髋与屈髋这两种体位来检查髋关节旋转活动范围是很重要的。因为可能在一种体位有旋转活动，而在另一种体位旋转受限。

在检查髋关节旋转痛时要一边检查，一边分析，以判断其疼痛的位置。一般在轻度旋转时即出现疼痛，多由关节面不平滑引起。强度旋转因软组织被牵拉，所以肌肉、筋膜病变也能引起疼痛，这时结合压痛部位和旋转方向，就可以推测哪一侧软组织受牵扯而产生疼痛。髋关节伸直旋转，检查关节面有无摩擦痛。髋关节的屈曲位旋转，可使髂腰肌松弛，如果轻微旋转仍有疼痛，则证明是关节面的摩擦痛，可以排除髂腰肌的牵拉痛。常见的止于股骨小转子的髂腰肌急、慢性炎症，则必须做屈曲位旋转。因为髋关节伸直能使髂腰肌紧张，如稍有旋转就会使髂腰肌更紧张，此时的旋转痛并不代表关节面的摩擦痛。所以不能伸直的髋关节不能马上归为髋关节本身的病变，这时如果检查屈曲位无旋转痛，就可以排除关节内的病变，而是软组织挛缩引起关节外病变。

髋关节伸直对步行非常重要，因此在髋关节伸直状态下，检查其旋转功能就更为重要。另外，还要检查髋关节环转运动。嘱患者用腿做顺时针和逆时针画圆运动，医者用手察辨髋部的响声。响脆的声音常是关节面不平所致；低浊的声音常是大转子与滑囊之间发生摩擦所致。

（五）比诊

比诊来源于骨科的量诊检查。骨科主要用皮尺、量角器等工具来测量肢体的长度与围度、关节活动度、肌力的大小和感觉障碍等。而在推拿临床中，一般不需要详细的数据，主要靠双手比对的方法来进行。特别是在对骨盆失衡的患者的检查中，比诊就显得尤为重要。

1.肢体长度的测量　一般患者取卧位，双下肢自然并拢，比对两足跟的位置判断双下肢的长短，如果双下肢不等长时再依次比对两髂前上棘、大转子、髌骨上缘是否等高，判断导致肢体不等长的病变所在，排除导致下肢绝对长短的疾病。在骨盆失衡的患者中，仰卧位检查与俯卧位检查的结果有可能会相反。

2.肢体围度的测量　用双手置于双下肢同名肌肉的相应部位，感知肌肉是否萎缩，如对比两侧臀大肌有无萎缩，在膝关节上方10cm处对比股四头肌有无萎缩，在腓肠肌最粗大处（相当于承筋穴水平），对比该肌有无萎缩。

3.关节活动度的比较　主要用于四肢对称的关节，对比双侧关节的运动幅度，估计出大致的角度，判断是否受限，如正常人俯卧位被动伸髋的角度可达30°~40°，若未能达到该角度而出现疼痛，可提示髋关节病变或髂腰肌挛缩。

4.肌力的测量　肌肉收缩时对抗阻力的强度，可以用来测定肌力，需两侧对比。如腰椎间盘突出患者，对比两侧蹬指背伸力的大小以判断有无胫前肌及蹬伸肌肌力下降。

目前肌力评价标准是Code分法，将完全麻痹至正常的肌力分为6级：

0级：肌力完全消失，无任何活动。

Ⅰ级：肌肉能收缩，关节不能活动。

Ⅱ级：肌肉能收缩，关节稍有活动，但不能对抗肢体重力，可卧床进行平面活动。

Ⅲ级：能对抗肢体重力使关节活动，但不能对抗阻力。

Ⅳ级：关节活动并对抗部分阻力，肌力较正常稍弱。

Ⅴ级：正常肌力。

5.骨盆相关肌肉力量检查

（1）腹直肌：检查时患者取仰卧位，双下肢伸直，医者一手置于其膝部加以固定，嘱患者做仰卧起坐，另一手可在腹部正中触摸到收缩的腹直肌，并感知肌力大小。腹直肌松弛无力，可使腹部前突，耻骨联合下降，骨盆前倾。

（2）腹外斜肌：检查时患者取仰卧位，双下肢屈曲，医者一手扶其膝关节，检查右侧的腹外斜肌时，嘱其做仰卧起坐并向左侧旋转躯干，医者可在右腹外侧，即肋骨与髂嵴之间，触及收缩的腹外斜肌，并感知肌力大小。腹外斜肌紧张时，可使脊柱发生旋转；骨盆失衡的患者也可因腹外斜肌被牵拉而出现疼痛。

（3）髂腰肌：是主要的屈髋肌（图 5-1-6）。检查时，患者坐于床边，小腿悬垂。医者一手放在一侧膝部，给以阻力，嘱其屈髋，判断肌力大小，两侧对比。髂腰肌由腰大肌和髂肌共同组成，腰大肌无力则胸腰段脊柱后凸，腰大肌紧张可使腰曲增大；髂肌无力骨盆容易后倾，髂肌紧张可使骨盆前倾；若髂腰肌无力，仰卧起坐难以完成。

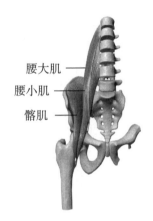

腰大肌

腰小肌

髂肌

图 5-1-6　屈髋肌肉群

（4）竖脊肌：检查时患者取俯卧位，双手十指交叉置于后枕部，嘱其脊柱后伸，医者以一手在患者颈、背、腰部脊柱两旁触摸收缩的竖脊肌，感知肌力大小。竖脊肌无力是导致脊柱后凸及侧弯的重要原因。

（5）腰方肌：检查时，患者取侧卧位，医者站在患者背侧，一手置于髂嵴与第 12 肋之间的竖脊肌外缘。嘱患者做腰部侧屈动作，医者即可触及收缩的腰方肌，并感知肌力大小。腰椎侧弯时，凸侧的腰方肌可因长时间紧张而出现疼痛。

（6）股四头肌：检查时，患者坐于床边，医者一手固定大腿远端。嘱患者抗阻伸膝，判断肌力大小。髋骨后旋时，股直肌常因被牵拉而疼痛。股四头肌的长期紧张也是导致髌骨软化的原因。

（7）缝匠肌：检查时患者取仰卧位，医者一手握住其小腿施加阻力，嘱患者抗阻屈髋屈膝，感知肌力大小。单侧髋骨后旋时，缝匠肌可因牵拉而出现疼痛，痛点多在髂前上棘下方及膝关节胫骨内髁处。

（8）臀中肌：检查时患者取俯卧位，医者一手固定住骨盆，另一手在大腿远端施加阻力，嘱患者做下肢外展动作，以判断其肌力大小。骨盆侧倾、前倾或后倾时，臀中肌常因被牵拉而疼痛。

（9）臀大肌：检查时患者取俯卧位，双膝屈曲，医者一手置于大腿后部施加阻力，嘱患者抗阻后伸髋关节，感知肌力大小。骨盆后倾的患者常因臀大肌松弛而后伸无力。

（10）髋内收肌群：主要内收肌是长收肌，辅助内收肌有短收肌、大收肌、耻骨肌、股薄肌。检查时，医者两手放在患者双膝内侧，施加阻力，嘱患者内收两腿，以判断肌力大小。骨盆后倾时，常因耻骨联合上移使股内收肌紧张。

（11）髋内旋肌群：主要内旋肌是臀中肌，辅助内旋肌有臀小肌的前方纤维及阔筋膜张肌。检查时患者取俯卧位，膝关节屈曲，小腿做抗阻外旋动作（髋关节势必内旋），以判断肌力大小。骨盆前倾时，常伴下肢外旋，内旋肌常因废用而萎缩无力。

（12）髋外旋肌群：主要外旋肌是臀大肌的下方纤维，辅助外旋肌有闭孔内肌、闭孔外肌、大收肌、短收肌及梨状肌。检查时患者采取的体位同检查内旋肌一样，嘱其用小腿做抗阻内旋动作，以判断肌力大小。骨盆后旋时，下肢常出现内旋，梨状肌、臀中肌后部常因被牵拉而疼痛。

（13）股后侧肌群：主要为腘绳肌。检查时患者俯卧屈膝，医者站其侧方，一手置于其小腿后侧并施加阻力，以判断肌力大小。也可分别检查股二头肌及半腱肌、半膜肌。检查股二头肌时，嘱患者屈曲膝关节不超过90°，大腿轻度外旋；另一手将其大腿紧压于床面上进行固定，同时可在大腿后外侧触摸到收缩的股二头肌，感知肌力大小。检查半腱肌、半膜肌时，嘱患者屈曲膝关节达90°以上，大腿内旋；另一手将其大腿紧压于床面上进行固定，同时可在大腿后内侧触摸到收缩的半腱肌、半膜肌，感知肌力大小。骨盆前倾时，腘绳肌常被牵拉而疼痛。

6.肌张力及肌容积检查　在对骨盆失衡患者的检查中，相关肌肉肌张力及肌容积的检查非常重要。这些肌肉对骨盆的稳定及平衡起着至关重要的作用，一旦出现紧张或无力，可使骨盆的形态及位置发生改变。例如，腹直肌作为躯干屈肌，在躯干前面对骨盆起着稳定的作用，该肌肌力下降，可使耻骨联合下移，导致骨盆前倾；而髂腰肌的无力，则会导致骨盆出现后倾，以及胸腰段脊柱的后凸；髂腰肌的紧张，则会导致骨盆出现前倾及腰椎前凸。

骨盆的位置变化，会出现髋关节方面的力学失衡，为了尽可能使骨盆保持平衡的状态，就会有一些肌肉参与收缩，长此以往，就会导致这些肌肉的紧张及肥厚。例如，腰椎后凸的患者，站立时会牵连骨盆使之后倾，为了维持骨盆在髋关节上的平衡，髋关节屈肌群就要参与收缩，以维持人体整体的平衡，髂腰肌、阔筋膜张肌会变得肥厚；股直肌长期紧张，会出现髌骨软化；缝匠肌长期紧张，可诱发鹅足肌腱炎。相反腰椎曲度增大、骨盆前倾的患者，由于人体重心前移，臀大肌、腘绳肌会因长期紧张而肥厚，阔筋膜张肌反而会出现失用性萎缩导致无力，肌容积变小，髂前上棘显得格外突出。

需要指出的是，临床中由于髋部肌群紧张导致骨盆前倾或后倾的情况并不多见。另外骨盆的失衡还可以导致一些肌肉的起止点被拉长，这时肌肉就会因长时间受到牵拉而紧张，从而产生疼痛，我们称之为"肌肉的牵张痛"。这种疼痛在骨盆失衡的患者中非常普遍，可以涉及肌肉、肌腱、韧带及筋膜等。例如，在一侧骶髂关节后错位的患者中，由于患侧髋骨相对骶骨产生向后的旋转，可导致缝匠肌、股直肌、梨状肌受到牵拉而疼痛，这种由牵张导致的疼痛，在错位得到矫正后可随之消失。

临床触诊时，嘱患者完全放松，依次触摸缝匠肌、股四头肌、阔筋膜张肌、股长收肌、臀大肌、臀中肌、梨状肌、腘绳肌等，感知肌张力有无增强或减弱，肌肉有无痉挛及萎缩。若有萎缩，要双侧对比检查，以确定萎缩程度。另外，要根据这些肌肉张力的改变，进一步检查骨盆有无错位，以及发病的原因。

7.感觉障碍的测量　对比两侧感觉障碍的区域、类别及程度，还应区分触觉、痛觉、温觉、深感觉。在骨盆失衡的患者中，由于组成骨盆各骨的位置改变，或与其相连的肌肉、筋膜紧张痉挛，就容易卡压穿行其间的神经或血管，出现相关区域的感觉障碍。临床中容易受到卡压的神经有臀上皮神经、股外侧皮神经、股后侧皮神经、坐骨神经等。若下肢血管受到卡压，会影响下肢的血液循环，患者常感患侧下肢发凉，临床检查时患侧下肢皮温往往低于健则。

8.对比肿胀与凹陷　对比检查两侧腹股沟时，应注意观察皮纹深浅是否一致和位置是否对称。因腹股沟中点稍下方恰是髋关节的前部，若关节内有肿胀，必然会引起腹股沟的症状。如果有轻微肿胀，则仅有皮纹变浅。如果不做双侧对比检查就不易发现。若有严重的肿胀，则局部非常饱满；如局部凹陷变深，则有股骨头脱位的可能等。

9.对比股骨大转子的位置　大转子向上移位，表现为髋部增宽，大转子明显向外凸出，与髂前上棘距离变短，常见于股骨颈骨折和髋关节脱位。若为双侧性，则出现会阴部增宽，或明显的双侧髋内翻表现，多见于双侧股骨头无菌性坏死和小儿双侧先天性髋关节脱位。

10.两侧臀大肌是否丰满、对称　髋部如有慢性疾病或长期疼痛，使患肢不能负重，可出现臀大肌失用性肌萎缩，患侧臀部会变得平坦。若有一侧臀部高凸，则常见于髋关节后上脱位，股骨头占据臀大肌位置。若臀部出现条索状沟凹，并伴有臀肌萎缩，这是由于臀筋膜挛缩或臀大肌纤维形成条索，而出现的临床特有外观形态。

11.双侧臀横纹是否对称　相对健侧，一侧髋骨前旋时，该侧臀横纹上升或变浅；一侧髋骨后旋时，该侧臀横纹下降或变深。

12.内旋脚与外旋脚　俯卧位触诊时，在自然状态下，观察患者两足尖是否有内扣或外撇，将双足并拢时，观察两足跟是否等高。若患侧下肢足跟低于健侧且足尖外撇，称为外旋脚；反之则为内旋脚，提示患侧下肢有内旋或外旋。

三、特殊检查

（一）鞠躬试验

鞠躬试验又称弯腰试验，是让患者站立做鞠躬动作，检查有无出现腰椎强直、旋转，腰痛，单侧下肢牵拉痛或放射痛，常用于诊断腰扭伤、坐骨神经痛、腰椎间盘突出症、骶髂关节错位等。正常腰部前屈近90°，不出现腰痛，或仅有双下肢的肌腱、韧带的牵拉感。若初弯腰时出现腰肌痛，提示腰肌扭伤；若深弯腰时出现腰下段中央疼痛，提示棘上韧带损伤；若大腿后腘绳肌出现牵拉痛，提示腘绳肌损伤、骶髂关节错位；若出现单侧下肢的放射痛，提示腰椎间盘突出；若出现弯腰时腰部平直，提示腰椎强直；若出现一侧背部高起形成"剃刀背"，提示脊柱侧弯及旋转。

（二）直腿抬高试验（图5-1-7）

患者取仰卧位，双下肢伸直靠拢，医者用一手握患者踝部，一手扶膝保持下肢伸直，嘱其逐渐抬高下肢，正常者可以抬高70°～90°而无任何不适感觉；若小于以上角度即感该下肢有传导性疼痛或麻木，则为阳性。多见于坐骨神经痛和腰椎间盘突出症患者。检查时应先检查健侧，再检查患侧，以作对比。

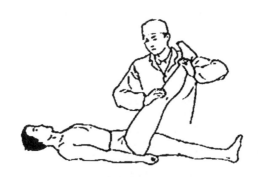

图5-1-7　直腿抬高试验

临床中要注意区分真假阳性。若主动抬高患肢时感到无力，或不能将患肢抬起，多提示股四头肌肌力下降或瘫痪；若抬腿时出现大腿前侧疼痛，多为股四头肌损伤；若抬腿时出现腰痛，且被动抬腿无疼痛，多提示腰部软组织损伤；若抬腿时出现腘绳肌紧张疼痛，多提示腘绳肌损伤、骶髂关节前移位；若抬腿时出现疼痛弧，即直腿抬高到30°～60°之间出现疼痛，提示梨状肌损伤。

（三）直腿抬高加强试验（图 5-1-8）

在直腿抬高试验的基础上，若将患者下肢抬高到开始产生疼痛的高度，医者用一手固定此下肢保持膝伸直，另一手使患者踝关节背伸，放射痛加重者为直腿抬高加强试验阳性。该试验可以鉴别是神经受压还是下肢肌肉原因引起的抬腿疼痛。

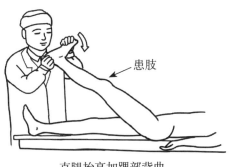

直腿抬高加踝部背曲

图 5-1-8　直腿抬高加强试验

（四）屈髋伸膝试验

患者取仰卧位，医者将患肢屈髋屈膝 90°，突然将膝关节伸直，若出现坐骨神经痛，或将髋关节伸直，臀部离开床面，则为阳性。提示腰椎间盘突出。

（五）健肢抬高试验

患者取仰卧位，做健侧下肢直腿抬高试验，若患肢出现坐骨神经疼痛或放射感，即为阳性。提示中央型腰椎间盘突出。

（六）仰卧挺腹试验（图 5-1-9）

通过增加椎管内压力，刺激神经根产生疼痛，以诊断椎间盘突出症，具体操作分 4 个步骤。

第 1 步：患者仰卧，双手放在腹部或身体两侧，以头枕部和双足跟为着力点，将腹部及骨盆用力向上挺起，若患者感觉腰痛及患侧传导性腿痛，即为阳性。若传导性腿痛不明显，则进行下一步检查。

第2步：患者保持挺腹姿势，先深吸气后停止呼吸，用力鼓气，直至面色潮红，约30秒，若有传导性腿痛，即为阳性。

第3步：在仰卧挺腹姿势下，用力咳嗽，若有传导性腿痛，即为阳性。

第4步：在仰卧挺腹姿势下，医者用手轻压双侧颈内静脉，若出现患侧传导性腿痛，即为阳性。

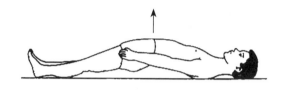

图 5-1-9　仰卧挺腹试验

（七）腰部后伸试验（图 5-1-10）

患者取站立位，让腰部尽量背伸，若有疼痛，即为阳性，提示腰椎关节突关节错位、棘间韧带损伤、腰椎间盘突出、坐骨神经炎或腰椎管狭窄症，可出现向下肢传导的放射痛或窜麻感。腰椎有后凸畸形的患者，后伸幅度受限。

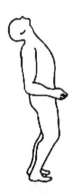

图 5-1-10　腰部后伸试验

（八）骨盆挤压试验（图 5-1-11）

患者取仰卧位，医者用双手分别于髂骨翼两侧同时向中线挤压骨盆；

或患者侧卧位，医者挤压其上方的髂嵴。若患处出现疼痛，即为阳性。提示骨盆骨折或骶髂关节病变。

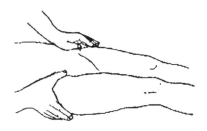

图 5-1-11　骨盆挤压试验

（九）骨盆分离试验（图 5-1-12）

患者取仰卧位，医者双手分别置于两侧髂前上棘前面，双手同时向外下方推压，若出现疼痛，即为阳性。提示骨盆骨折或骶髂关节病变。

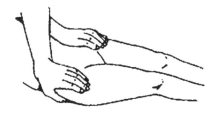

图 5-1-12　骨盆分离试验

（十）骨盆纵向挤压试验

患者取仰卧位，患侧髋关节、膝关节呈半屈曲位，医者双手分别置于髂前上棘和大腿根部，用力挤压，若出现疼痛，即为阳性。提示单侧骨盆骨折。

（十一）屈髋屈膝试验（图 5-1-13）

患者取仰卧位，双腿靠拢，嘱其尽量屈曲髋、膝关节，医者也可两手推膝，使髋、膝关节尽量屈曲，使臀部离开床面，腰部被动前屈，若腰骶部发生疼痛，即为阳性。若行单侧屈髋屈膝试验，患者一侧下肢伸直。医者用同样方法，患者对侧髋、膝关节尽量屈曲，则腰骶关节和骶髋关节随之运动，若出现疼痛即为阳性。提示有腰骶部软组织损伤、腰骶关节或骶髂关节等病变，但腰椎间盘突出症患者该试验为阴性。

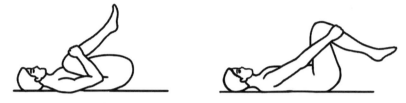

图 5-1-13　屈髋屈膝试验

（十二）梨状肌紧张试验（图 5-1-14）

患者取仰卧位，伸直患肢，作内收、内旋动作，如有坐骨神经放射痛，再迅速外展、外旋患肢，若疼痛立刻缓解，即为阳性。或患者取俯卧位，屈曲患侧膝关节，医者一手固定骨盆，一手握持患肢小腿远侧，推动小腿作髋关节内旋及外旋运动，若发生上述反应，即为阳性，提示有梨状肌综合征。

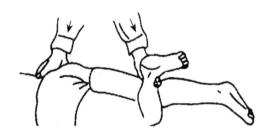

图 5-1-14　梨状肌紧张试验

（十三）髋外展外旋试验

又称"4"字试验、盘腿试验。患者取仰卧位，被检查一侧下肢膝关节屈曲，髋关节屈曲、外展、外旋，将足放在另一侧膝关节上，使双下肢呈"4"字形。医者一手放在患者屈曲的膝关节内侧，另一手放在患者对侧髂前上棘前面，然后两手向下按压，若无法完成"4"字动作且髋部疼痛者，为髋关节病变，在能完成"4"动作时，医者一手压对侧的髂前上棘，另一手将患肢膝关节内侧向下压，如出现骶髂关节部疼痛，即为阳性。见于骶髂关节炎等骶髂部病变。该试验应先检查健侧，再检查患侧，双侧对比。

（十四）足—嘴试验（图5-1-15）

患者站立，双手捧起一足并尽力向嘴的方向上举，若出现腰骶部疼痛，提示腰骶关节病变；若骶髂关节后部疼痛，则为骶髂关节病变。本试验为腰髋关节屈曲和骨盆旋转联合运动。

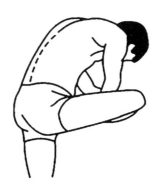

图5-1-15 足—嘴试验

（十五）斜扳试验（图5-1-16）

患者取侧卧位，下方腿伸直，上方腿屈髋、屈膝各90°，医者一手将肩部推向背侧，另一手扶膝部将骨盆推向腹侧，并内收内旋该侧髋关节，若发生骶髂关节疼痛，即为阳性。提示该侧骶髂关节或下腰部有病变。

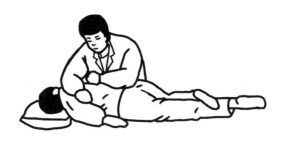

图5-1-16 斜扳试验

（十六）单腿跳跃试验

先用健侧，再用患侧做单腿跳跃动作，如果腰椎无病变，健侧持重单腿跳跃应无困难。患侧持重单腿跳跃时，若有明显的骶髂关节部位疼痛或不能跳起，即为阳性。应考虑患侧骶髂关节病变，但要排除髋关节、脊柱和神经系统疾病的影响。

（十七）髋关节屈曲挛缩试验

患者取仰卧位，腰部放平，嘱其分别将两腿伸直，注意腿伸直过程中，腰部是否离开床面，向上挺起。如某一侧腿伸直时，腰部挺起，即为阳性。另一种方法是一侧腿完全伸直，另一侧腿屈膝、屈髋，使大腿贴近腹壁，腰部下降贴近床面，伸直一侧的腿自动离开床面，向上抬起，即为阳性。常提示髂腰肌挛缩、髋关节结核、类风湿关节炎等疾病引起的髋关节屈曲挛缩畸形。

（十八）髋关节过伸试验（图 5-1-17）

又称腰大肌挛缩试验。患者取俯卧位，屈膝 90°，医者一手握踝部，将下肢提起，使髋关节过伸，若骨盆亦随之抬起，即为阳性。提示髂腰肌挛缩、腰大肌脓肿、髋关节早期结核或髋关节强直等。

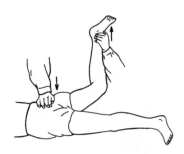

图 5-1-17　髋关节过伸试验

（十九）大腿滚动试验

患者取仰卧位，双下肢伸直，医者以手掌轻搓大腿，使大腿内外旋转滚动。若系该侧髋关节疾患并引起髋周围肌肉痉挛，则运动受限、疼痛，并见该侧腹肌收缩，即为阳性，提示髋关节炎症、结核，股骨颈骨折，粗隆间骨折等。

（二十）股神经牵拉试验（图5-1-18）

患者取俯卧位，膝关节屈曲90°，医者将小腿上提或被动使膝关节屈曲，出现沿股神经（大腿前面）放射性疼痛者，为阳性。见于L3/L4椎间盘突出症。

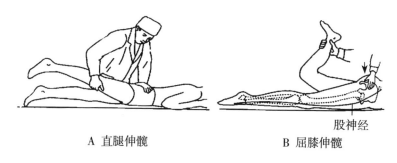

A 直腿伸髋　　　　　　　　　B 屈膝伸髋

图5-1-18　股神经牵拉试验

（二十一）下肢短缩试验

患者取仰卧位，两腿屈髋屈膝并拢，两足并齐，放于床面，观察两膝的高度是否一致，若两膝等高，为正常。若患侧膝部低于健侧，即为阳性。提示患侧髋骨下部后旋移位，髋关节后脱位，股骨颈骨折，股骨、胫骨短缩等。

（二十二）大转子测量法

注意观察耻骨联合横线。在耻骨联合最高点作一水平线，正常时此线通过两侧大转子顶端，如有大转子上移则大转子顶端高出此线，提示髋关节脱位或股骨颈骨折。

（二十三）床边试验（图5-1-19）

患者取仰卧位，患侧靠床边并使臀部稍外移，下肢悬于床外；健侧下肢屈髋屈膝。医者一手扶住健侧膝部，另一手将悬于床边的大腿向地面方向按压，若能引发出骶髂关节部痛，则为阳性。提示骶髂关节疾患。

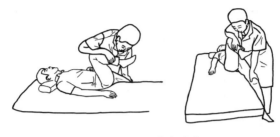

图 5-1-19　床边试验

（二十四）弓弦试验

患者端坐于椅上，上身挺直，小腿自然下垂，医者将其患侧小腿逐渐抬高伸直，到患者感到下肢有放射痛时即停止，然后用另一手手指挤压其腘窝正中（胫神经部位），如下肢放射痛加剧者，则为阳性。提示腰椎间盘突出症。

（二十五）双髋双膝屈曲旋转试验

患者取仰卧位，双髋双膝关节极度屈曲，医者一手扶着双膝，另一手推动双足或从下面托起患者的臀部，使下腰部做被动屈曲及骨盆旋转运动，若出现疼痛，则为阳性。提示腰骶病变或下腰部软组织损伤。

（二十六）单腿独立试验

患者直立，背向医者，患肢屈髋屈膝上提，用健肢单独站立。正常时，骨盆向健侧倾斜，患侧臀皱襞向上提起，为阴性。同法使患肢单独站立，如发现健侧骨盆及臀皱襞下降，为阳性，提示髋关节病变或臀中肌、臀小肌麻痹。

（二十七）屈膝屈髋分腿试验

患者取仰卧位，双下肢屈曲外旋，两足底相对，医者两手分别置于患者两膝做双膝分腿动作，出现股内侧疼痛，为阳性，提示内收肌痉挛或损伤。

（二十八）足跟叩击试验（图5-1-20）

患者取仰卧位，双下肢伸直，医者以一手将患肢略抬高，另一手沿体纵轴叩击其足跟，髋部产生震痛为阳性，提示髋部骨折、炎症或下肢骨折。

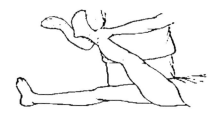

图 5-1-20　足跟叩击试验

（二十九）髂胫束挛缩试验（图 5-1-21）

患者取侧卧位，患侧在上，将健侧髋膝关节屈曲；医者站在患者背后，一手固定骨盆，另一手握住患肢踝关节上方，使膝关节屈曲 90°，患侧髋关节先屈曲后外展再伸直，此时医者除去外力使其自由坠落，如有髂胫束挛缩，患肢被动地维持在外展位，则为阳性，并可在大腿外侧摸到挛缩的髂胫束。

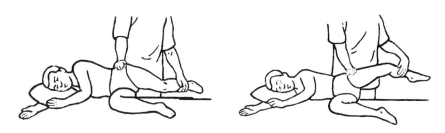

图 5-1-21　髂胫束挛缩试验

（三十）立位坐位弯腰鉴别试验

本试验的目的是鉴别腰骶关节和骶髂关节的疼痛。立位弯腰时，无论腰骶关节还是骶髂关节均承受应力，二者任一关节有异常，均能引起疼痛。坐位时弯腰，骶髂关节被臀肌所稳定，只有腰骶关节承担卷曲应力。如果立位和坐位弯腰均有疼痛，则为腰骶关节疼痛；若只立位弯腰痛而坐位弯腰无痛，则为骶髂关节疼痛。进行本试验时需注意：只做立位弯腰，或只做坐位弯腰，没有鉴别意义。另外，骶髂关节的稳定性较好，只做弯腰动作尚不足以引起疼痛时，这种检查法也不能达到检查骶髂关节的目的。

（三十一）跟臀试验（图 5-1-22）

患者取俯卧位，双下肢伸直，医者一手按住其骶髂部，另一手握患侧踝部，使膝关节逐渐屈曲，足跟接近臀部。若出现腰部和大腿前侧放射性痛，即为阳性。提示股神经损害，股直肌损伤。

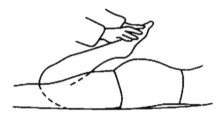

图 5-1-22　跟臀试验

（三十二）坐位压膝试验（图 5-1-23）

患者坐于床上两腿伸直，坐骨神经受累一侧的下肢即自然将膝关节屈曲，以减少坐骨神经的紧张度。如果将膝关节向后压使下肢被动伸直时，坐骨神经痛加剧即为阳性。提示腰椎间盘突出。

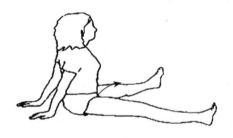

图 5-1-23　坐位压膝试验

（三十三）肋髂撞击征

令患者躯体向一侧弯曲，当肋骨下缘与髂骨接触时，若出现疼痛即为阳性。提示脊柱侧弯，骶髂关节错缝，腰椎滑脱。

四、叩诊

叩诊分为直接叩诊和间接叩诊，主要检查叩击痛。

（一）纵轴叩击痛

也称传导痛。怀疑长骨或关节病变时，医者可握拳，沿患者四肢或脊柱长轴方向叩击，如叩顶试验、足跟叩击试验。如在相应部位出现疼痛，即为阳性。多见于骨关节急性损伤或炎症。

（二）棘突叩击痛（图5-1-24）

用叩诊锤或手叩击相应的棘突，如有骨折或炎症，常出现叩击痛。

叩击痛也可以判断病变的深浅，浅层软组织损伤，压痛明显，而叩击痛不一定明显。反之，深部骨关节病变，压痛不明显，而叩击痛却较明显。

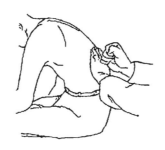

图5-1-24　棘突叩击

（三）骶髂关节叩击试验

骶髂关节有病变时，于该关节背侧部常有明显叩击痛。

（四）大转子叩击试验

半握拳，从大转子外侧向内叩击，使关节发生冲击疼痛。

（五）足跟叩击试验

将髋关节外展30°，下肢伸直，用拳叩击足跟部，使之发生传导痛。髋部有骨折或炎症时，均可出现叩击痛。

第二节　影像学检查

一、骨盆 X 线片标准投照方法及临床意义

（一）骨盆正位

1.标准投照方法

（1）被检者仰卧于摄影床上，正中矢状面与床面垂直，并置于正中线上。

（2）双下肢伸直。

（3）足内旋，使两踇趾相接触，两足跟分开。

（4）中心线对准两髂前上棘连线的中点下方 3cm 处垂直射入。

2.临床意义　用于观察髂骨、耻骨、坐骨及股骨头、颈、大小转子及股骨上端的骨质病变，判断髋关节有无关节炎、关节结核、脱臼等病变。

（二）骨盆侧位

1.标准投照方法

（1）被检者侧卧于摄影床上，双下肢完全伸直（避免大腿和耻骨联合重叠）。

（2）脊柱长轴与床面平行。

（3）中心线对准大腿外侧大转子上方的软组织凹垂直射入。

2.临床意义　用以计算骨盆的入口径和出口径，并能测定异物的位置。

（三）骨盆入口位

1.标准投照方法　中心线对准髂前上棘连线水平中点向足侧倾斜 35°~45° 射入，显示耻骨上支与坐骨上支重叠。

2.临床意义　可对骨盆外伤作出评价，可显示骨盆前部内旋、外旋的后面观。入口显示骨盆的前后位优于其他投射位置。后骨盆环的最大移位总是出现在入口位上。

（四）骨盆出口位

1.标准投照方法 中心线对准耻骨联合上缘下方 5cm 处向头侧倾斜 35°~45° 射入，显示耻骨上下支、坐骨上下支、闭孔和耻骨联合的前后位影像。

2.临床意义 观察骨折上下移位。

（五）髂骨斜位

1.标准投照方法 患者向患侧倾斜 45°，中心线经患侧的骨盆中心垂直射入，显示耻骨上支与坐骨上支重叠。

2.临床意义 用以观察后柱的尾端部分、大小坐骨切迹及整个髂骨翼。

（六）骨盆蛙式位

1.标准投照方法

（1）被检者仰卧于摄影床上，正中矢状面与床面垂直，并置于正中线上。

（2）足心相对，双下肢弯曲，两侧股骨与床面约 45° 角。

（3）中心线对准两髂前上棘连线的中点下方 3cm 处垂直射入。

2.临床意义 用于观察髂骨、耻骨、坐骨及股骨头、股骨颈、大小转子及股骨上端的骨质病变和髋关节有无关节炎、关节结核、脱臼等病变。

二、骨盆 CT 标准投照方法及临床意义

1.标准投照方法 患者仰卧于检查床上，摆好体位，选好层面厚度与扫描范围，即可进行扫描。一般采用横断面扫描，层厚常用 5~10mm；特殊需要可进行薄层重建或直接选用薄层扫描，如 2mm。扫描期间要求患者必须保持不动，或只能轻微移动或活动，否则容易出现伪影，影响图像质量。

2.临床意义 通过 CT 能够看出骨盆的整体观，即骨盆上下口、界限、骨性标志，盆底肌、盆壁肌、盆筋膜、筋膜间隙，盆腔动脉、淋巴组织等。如果临床上骨盆出现了错位，行骨盆 CT 可以确诊，骨盆 CT 可以清楚地显示骨质的结构，如果出现骨盆旋移也可以通过检查清晰可见，

帮助医者做出判断。

三、骨盆 MRI 标准投照方法及临床意义

1. 标准投照方法　骨盆核磁共振成像（MRI）具有无电离辐射性（放射线）损害，无骨性伪影，能多方向（横断、冠状、矢状切面等）和多参数成像，高度的软组织分辨能力，无需使用对比剂即可显示血管结构等独特的优点。核磁共振还可根据需要直接显示人体任意角度的切面像，可以直接做出横断面、矢状面、冠状面和各种斜面的体层图像。

2. 临床意义　对关节软组织病变，骨髓、骨的无菌性坏死十分敏感，对这些病变的发现早于 X 线和 CT。

第六章　骨盆失衡的手法治疗

恢复骨盆内平衡是骨盆失衡手法治疗的主要目的。对身体其他结构的原发性病变造成的骨盆失衡，重要的是消除原发病变，若消除原发病变后，没有恢复骨盆平衡，再按骨盆内失衡来治疗。例如，腰椎间盘突出症患者，肿胀的神经根为了躲避突出物的卡压，身体会相应做出弯腰斜胯体态，这是典型的骨盆外失衡，当腰椎间盘突出症治愈后骨盆并未恢复平衡，这是因为长期代偿导致继发性骨盆内失衡，所以应再施以骨盆内失衡治疗手法。

第一节　手法治疗原则

一、筋骨辨证，全面诊断

利用多种诊断方法，围绕骨盆相关症状和体征进行全面检查。然后分析身体各个结构在疾病发生、发展中的作用，从而判断身体损伤各部位的因果关系。

原发性骨盆失衡占较高比例，尤其是骨盆内失衡。这也是我们临床中手法治疗的主要类型。

继发性骨盆失衡，主要原因有腰椎间盘突出症强迫体位、脊柱骨关节病、髋关节脱位、下肢骨折预后不良、重度膝骨关节炎、各种原因引起的下肢运动功能障碍等。对于患有这些疾病同时伴有骨盆失衡的患者，骨盆因代偿而出现的失衡往往能弥补部分原发疾病对身体的损害，不能盲目调整骨盆，应优先治疗原发性疾病。在原发疾病已经治愈之后，骨盆失衡仍难以恢复者，再施以手法帮助骨盆平衡恢复，以取得更好的疗效。

二、治疗过程，检查评估

骨盆周围软组织互相交错，互相影响，骶髂关节复位手法各有优势。因此，即便拥有了精确的诊断，医者仍然需要在治疗前后和治疗过程中密切关注患者对不同手法的敏感性，及时检查、评估并调整手法种类和力度，在取得较好疗效的同时，谨防刺激过度或调整过度。

三、判断分型，选取手法

不同类型的骨盆失衡会造成不同的软组织损伤，在治疗相应的软组织时不能只依赖患者的主观描述。因为骨盆失衡所致疼痛多属牵张痛，软组织本身并没有实质病变，患者往往不能准确定位疼痛部位，且不同软组织的损伤也需要医者在整体的诊断思路中选取不同手法施治。

手法可以根据形态特点、作用部位、用力方向等不同来分类。在临床中，我们通常根据手法的主要作用部位分为松筋手法和正骨手法。

松筋手法，是指以一定的压力作用于软组织，使紧张僵硬的软组织得到松解的一类手法。正骨手法，是指以一定的技巧力作用于骨关节，起矫正关节错缝作用的一类手法。本章主要介绍与骨盆失衡相关的手法。

第二节　松筋手法

随着生活方式的改变，骨盆失衡成为下腰痛的主要原因。各种原因导致的骨盆不正都会引起肌肉、筋膜（简称肌筋）失衡，长期的肌筋失衡通常会导致肌筋痉挛，痉挛的肌筋反过来又牵拉着骨盆，阻碍骨盆复位。所以松筋手法是正骨手法的基础。

一、松筋八法

笔者通过多年的临床工作，逐渐总结出了一套治疗骨盆失衡行之有效的手法——松筋八法，即摸筋法、松筋法、顺筋法、正筋法、揉筋法、拨筋法、按筋法、动筋法等八种手法。

（一）摸筋法

医者通过手触摸患者肌体部感觉患者肌肉的软硬、松紧，肌筋的形态、张力，是否有肿块，骨缝的开错等病理变化。摸筋法多为诊断类手法，通过医者的触摸来获取对诊疗有价值的信息。

在骨盆失衡患者中，骨盆问题常导致相应区域肌筋不同程度紧张、僵硬并伴有一定程度的疼痛。摸筋法正是分辨该问题的有效手法。

1.肌筋张力的五种程度　在临床中，根据肌筋的张力不同，通常把肌筋分为"僵、硬、紧、常、软"五种不同程度。

"僵"，是指肌肉特别僵硬，并伴有功能活动障碍，肌纤维增粗。触诊僵的肌筋犹如摸在牛皮上一样，紧而又有微微的弹性。中晚期强直性脊柱炎患者多为此类。

"硬"，是指肌筋虽然硬度增加，但并不伴有活动受限，多表现为肌筋耐力下降，不能长时间维持某种姿势。临床上慢性劳损类疾病多为此类。

"紧"，即绷急弹手，状如牵绳转索，肌筋的紧张度、力度均比较高。临床中急性扭伤（没有水肿）多为此类。

"常"，即正常，健康之意。所谓正常的肌筋是放松时软如泥、收缩时硬如铁，有较强的收缩能力。

"软"，是指肌肉萎软无力，多见于痿证。包括肌肉本身问题或周围神经问题导致的肌肉萎缩。本章不进行重点讨论。

有些时候上述几种情况可以两种或者多种同时出现，在摸筋时，要根据体位及疾病的不同阶段仔细揣摩。例如，急性扭伤时，我们人为地缩短了肌间距，但是痉挛的肌筋并没有马上松弛，仔细触摸会发现在松软的肌筋中夹杂着小硬块。也有些在正常情况下摸不到的肌筋，在病理情况下清晰可见。例如，腰半棘肌劳损时，可以在腰骶部摸到一个明显的反"V"字形的隆起。

2.肌筋疼痛的性质　除了摸到肌筋的"僵、硬、紧、常、软"之外，我们还可以根据肌筋的不同表现判断疼痛的性质。我们在临床将疼痛分为三类。

（1）牵张性疼痛：多数是骨错缝致肌筋长时间不平衡地牵拉所引起的疼痛。

（2）紧张性疼痛：由于肌筋持续性收缩，使得肌筋缺血引起的疼痛。

（3）痉挛性疼痛：多见于肌筋突然强力收缩，或疲劳状态下强力收缩，导致肌筋痉挛所引起的疼痛。

应用摸筋法时，可根据临床需要两侧对比，以判断病变位置。例如，脊柱侧弯患者，一侧肌筋肌张力高，另一侧则不高。我们要通过肌筋的变化推断、分析患者发病的原因和存在的问题。

（二）松筋法

以手或肘等身体部位作用于筋结处，通过弹拨、按揉等复合手法使患者筋结得到松解的手法。

在骨盆失衡的患者中，骨错缝等原因导致肌筋肌张力不同，我们在治疗时，应该尽可能松解挛缩之肌筋，以松软肌筋，调整骨关节之间的平衡。

（三）顺筋法

以手或肘作用于肌体上，直线运动、往返运动或沿着某一体表标志做弧形运动，是理顺肌筋的一类手法。该手法类似于临床常用的"理法"。

顺筋法通常结合摸筋法一起使用。运用顺筋法的前提是能摸清楚不顺的肌筋，并且分析病变部位，梳理清楚原发病与继发病的关系，并明确治疗原发病和继发病。

（四）正筋法

使关节被动运动的手法称为正筋法，也称扳法。正如《医宗金鉴》中记载"正筋先正骨""骨正筋自舒"。正筋法主要用于骨病及筋病导致的筋不顺，通过正骨而达到松筋的目的。

正筋法主要适用于"骨病及筋"型的骨错缝，但对于"筋病及骨"所导致的骨错缝并不适用。例如，由于骶髂关节后错位，同侧的梨状肌肌间距变长所引起的梨状肌紧张，我们施用正筋法，恢复了骨错缝，紧张僵硬的梨状肌也就恢复正常了。要注意的是，外伤等原因引起的骨折、脱位所导致的肌筋紧张并不适用此法。

在使用正筋法时，我们首先要明确肌筋紧张、疼痛的机理是什么。只有准确了解肌筋疼痛的机理才能更好地治疗。

松筋法、顺筋法、正筋法三类手法不仅是治疗方法，同样是治疗原则，我们在治疗过程中紧密结合"松、顺、正"的要点。

（五）揉筋法

以全掌着力，吸定于体表施术部位，带动皮肤做轻柔和缓的环旋动作，称为揉筋法。揉筋法是推拿常用手法之一，揉筋法的特点是施术面积广，作用力相对较表浅，刺激量较轻。临床中，多作为开始手法，用此法对肌筋进行大面积放松；但要注意的是，做揉筋法的同时，应时刻感知手下肌筋张力和变化，时刻做到"心在手前，心在手下"。

我们在治疗骨盆失衡疾病时，通常自上背部至臀部反复揉筋，因为我们认为骨盆失衡不仅表现于臀部，它可涉及上背部，所以在松筋的时候就要广泛彻底。

揉筋法施术时，发力的方式是"根于足，宰于腰，而运于手"，切忌用肩关节或上肢发力。

（六）拨筋法

用拇指、尺骨鹰嘴或器械深按于紧张的肌腹、肌腱等治疗部位，进行单向拨动，称为拨筋法。拨筋法力量沉实，拨动有力，多沿一定的路线施术。拨筋法对缓解肌肉痉挛很有帮助。

拨筋时拇指不能在皮肤表面有摩擦移动，更不能产生滑动。应带动肌纤维或肌腱、韧带一起拨动；用力要由轻而重，实而不浮。竖脊肌肌腹、缝匠肌肌腱、股直肌肌腱等部位适宜用拨筋法。

（七）按筋法

以肘尖或器械或手心垂直向下按压压痛点或者腧穴，称按筋法。操作中要注意用力要由轻到重，稳而持续，使刺激充分达到肌体组织的深部。按筋法具有渗透性强、刺激性大的特点，所以施术时不宜时间太长，也不宜刺激过强。

在临床中，我们经常在施术按筋法时做轻微地水平波动，这种复合手法称之为按动法。

（八）动筋法

动，即是运动，动筋法就是使筋在生理活动范围内做被动性的屈伸、旋转、内收或外展等运动的一类手法，包括拉筋法、摇筋法。动筋法具有分解粘连，整复错位，舒筋通络和滑利肌筋的作用。

动筋法施术时要注意不可用突发性的暴力进行施术，以免造成医源性损伤，不要超出生理范围及个体疼痛忍受范围进行操作。

"揉、拨、按、动"，这四个手法紧密与面、线、点相结合，其中揉筋法重点在"面"上操作，而拨筋法则是在"线"上施术，按筋法着重于"点"的选择。面的施术时间相对较长，刺激量较轻，而线和点则刺激量逐渐加重，施术时间逐渐变短，虽然在施术过程中不及揉筋法舒适，但在治疗后有明显的轻松感。

上述八种松筋手法不仅包含了骨盆失衡治疗的理念，其手法诊治结合，看似治疗，实则诊断，在诊断的同时又进行了治疗。

二、常用肌肉松解手法

骨盆在人体的平衡中起决定作用，骨盆失衡会引起诸多肌筋及关节的失代偿，向下可致下肢的肌筋和关节失代偿，向上可致寰枕关节、枕下肌群失代偿，还可以通过肩带骨导致肩和上臂的一系列问题。所以我们在临床做松筋法时，不要仅限于腰臀腿的肌筋，而应自上背部开始直至臀腿的肌筋都做适当地松解。下面将介绍一下常见的肌肉松解手法。

（一）背阔肌

背阔肌是位于下背部和胸部后外侧浅层的一块肌肉，为全身最大的扁阔肌。对此块肌肉的放松一般以揉筋法为主，要注意的是，在浮肋处力度不易过大。

　　患者取侧卧位，患侧在上，患侧上肢前屈、外展，放于头前以拉紧背阔肌。医者站在患者身后。双手拇指或肘尖自肩胛骨外侧缘上方至肩胛骨下角内下方点按背阔肌肌腱。

　　患者取俯卧位，医者站在患者右侧，自胸椎下段至骶骨背面行掌揉法或拇指揉法以松解背阔肌肌腹。

（二）竖脊肌

　　竖脊肌纵列于脊柱的两侧，是背肌中最大、最长的肌，竖脊肌的劳损很常见，多表现为肌纤维增粗变硬。在松筋时，多用拨筋法，沿竖脊肌自下而上或自上而下弹拨，要注意的是，腰骶部肌肉丰厚处，用力相对较大，必要时可以用肘尖或使用器械来操作，可以在充分放松的同时，更好地保护医者免受伤害。

　　患者取俯卧位，医者站其右侧。在背腰臀部行叠掌揉法3~5遍，然后用拇指或肘尖滑按、弹拨竖脊肌，在损伤的位置或重点穴位行点按法，以酸胀为度。

（三）半棘肌

　　半棘肌位置较深，肌纤维自横突向上跨越5~6个椎体止于棘突。正常情况下，我们很难摸到，只有在病理状态下，方能触及一个反 "V" 字形的隆起。该肌肉主要以揉筋法和拨筋法结合方可松解。

　　患者取俯卧位，医者站其右侧。双手拇指自横突向内上方行揉拨法以松解紧张的半棘肌，在相应棘突侧面行点按法或滑按法以松解其止点。

（四）臀大肌

　　臀大肌起于髂骨外面和骶、尾骨的后面，肌束斜向下外，止于股骨的臀肌粗隆及髂胫束。是位于臀部皮下，大而肥厚的一块肌肉。触摸臀大肌不是很难，但在松解的时候要重点刺激其肌腱和起止点。

　　患者取俯卧位，医者站于患侧。双手拇指揉拨臀大肌肌腹，重点点按髂后上棘、骶骨边缘中下部。患者取健侧卧位，患肢屈髋屈膝，医者站其身后，肘尖在股骨大转子上方行拨筋法，双手拇指揉拨大转子后下方的肌腱及阔筋膜。

（五）臀中肌

臀中肌位于髂骨翼外面，起自髂骨翼外面，止于股骨大转子。放松该肌时，首先要摸筋，准确摸到此肌方能松解。臀中肌摸筋法：自髂嵴至大转子连线的中点称为臀中肌点，该点多有压痛。找到臀中肌点后，再用按筋法松解。

患者取侧卧位，微屈髋屈膝，医者站其后，用拇指或肘尖在臀侧部找到该肌肉后，以点拨法松解紧张的臀中肌，重点点按臀中肌点。

（六）梨状肌

梨状肌位置较深，属臀肌中较小的肌肉。梨状肌起自骶骨盆面，止于股骨大转子。因为梨状肌位置较深，患者取健侧卧位，健肢屈髋屈膝。梨状肌摸筋法：自髂后上棘至大转子的连线为梨状肌上缘，再从髂后上棘到尾骨尖的连线中点到股骨大转子做一连线为梨状肌下缘；紧张的梨状肌很容易触及。当找到梨状肌后，分析梨状肌紧张的原因，如果是该肌本身的原因选用拨筋法松解；如果是骶髂关节错位导致的梨状肌痉挛选用正筋法，通过适骨合缝达到梨状肌的松解。

患者取健侧卧位，屈髋屈膝，医者站其后。用拇指或肘尖寻找梨状肌纤维，沿肌肉走行进行弹拨法，重点点按臀中肌中点和股骨大转子稍上方肌腱处。

（七）阔筋膜张肌

阔筋膜张肌位于大腿上部前外侧，起自髂前上棘，向下移行为髂胫束，止于胫骨外侧髁。阔筋膜张肌在髂前上棘至大转子的连线这一段多用按筋法松解，重点用肘按髂前上棘至大转子连线中点；向下髂胫束一段通常用揉筋法松解。

患者取健侧卧位，屈髋屈膝，医者站其面前，用拇指或肘尖拨揉阔筋膜张肌，重点点按髂前上棘和股骨大转子连线的中点，以酸胀为度，随后用前臂或掌对大腿外侧阔筋膜和髂胫束行推法。

（八）腘绳肌

大腿后侧的肌群，半腱肌、半膜肌、股二头肌长头统称为腘绳肌，腘绳肌病变常见的原因有两种：一是腘绳肌劳损或感受寒凉导致肌肉痉挛；二是骨盆前倾导致腘绳肌的肌间距拉长，肌肉代偿性绷紧。所以此肌群的松筋对改善骨盆失衡有着重要的作用。临床中，我们根据疾病不同的原因选用揉筋法、拨筋法或正筋法在此处操作。

患者取俯卧位，医者站其右侧。自坐骨结节至胫骨内外侧髁行拇指或肘尖的揉拨法 3~5 遍，随后点按坐骨结节下方肌腱及殷门穴，以酸胀为度，随后拿揉患者下肢后侧。

（九）髂腰肌

髂腰肌由腰大肌和髂肌组成。腰大肌起自腰椎椎体侧面，髂肌起自髂窝，两肌向下互相结合，经腹股沟韧带深面和髋关节的前内侧，止于股骨小转子。髂腰肌主要作用是使髋关节前屈，髂腰肌痉挛或萎缩临床比较常见，而且患者往往会描述为腰痛，不仔细诊断，很容易与腰扭伤混淆。髂腰肌位置较深，临床很难触摸到，下面将详细介绍一下腰大肌、髂肌的摸筋法。

腰大肌的摸筋法：患者取仰卧位，髋膝关节略屈曲，医者站于患侧，用双手指尖扣及髂前上棘，然后向内上方滑动手指，深触至腰椎体外侧，如果不确定手下感觉是否准确可以嘱患者轻微抗阻屈曲髋骨，以防误诊。

髂肌的摸筋法：体位同上，医者用大拇指扣及髂前上棘，沿髂骨前面向内下方深处滑动，手指轻轻地下压到髂肌的扇形纤维，同样可以让患者轻微抗阻屈髋，以判断摸诊的准确性。

患者取仰卧位，微屈髋、屈膝。医者站于患侧，双手拇指在患者腹部寻找腰大肌肌腹，找到后在局部配合患者呼吸行点揉法，然后医者用拇指在患者腹股沟部寻找紧张或增厚的髂腰肌肌腱，找到后在患者患侧被动内收、外展的同时，行拇指弹拨法，以患者能耐受为度。

（十）缝匠肌、股直肌

缝匠肌起自髂前上棘，斜向内下方，经膝关节内侧，止于胫骨上端内侧面。股直肌起自髂前下棘，位于大腿前面。这两条肌肉的痉挛可以牵动髂前上、下棘向前向下移位，以致骨盆前倾。但是反过来骨盆后倾也会因为肌间距增长，导致这两条肌肉的牵张感。根据病因的不同，我们通常使用拨筋法或正筋法来松解。

患者取仰卧位，医者站其患侧。自腹股沟至膝关节处行拿揉法 3~5 遍，随后用拇指在腹股沟处寻找缝匠肌和股直肌的起点及肌腱，找到后行拇指弹拨法，以能受为度。

第三节　骨盆局部关节复位手法

一、骶髂关节复位的基本原则

人体的关节可分为四种类型，即纤维连接、软骨连接、骨性结合和滑膜关节。纤维连接是两骨间以纤维结缔组织相连，如胫腓下联合、棘间韧带等。软骨连接是两骨间借软骨相连，如椎间盘等。骨性结合则常由软骨或纤维骨化连接，如骶椎体间的融合。滑膜关节则是由关节面、关节囊和关节腔组成，为最常见类型，并且为了适应某些功能，滑膜关节可有其他特殊的辅助结构，如关节唇、关节盘（半月板等）和韧带等。

骶髂关节的结构具有双重性。该关节一部分属于纤维连接，另一部分属于滑膜连接。在骶粗隆与髂粗隆之间的缝隙被纤维填充。纤维连接部分承受压力、传递重力以及缓冲支撑反作用力。此部韧带除了人体在卧位状态外，经常处于重压之下，易受损伤，一旦骶髂关节纤维部损伤，滑膜连接很难维持关节的完整性。骶髂关节是骨盆中的能动关节，有完整的关节结构，但活动范围微小，关节面不平，凹陷和隆起互相咬合以稳定关节。它的稳定性又依靠强韧的骶髂前、后韧带和骶髂间韧带加强。一般没有强大外力，骶髂关节不易错缝。脊柱所承负的重量必须通过两侧骶髂关节才能传达下肢，而来自足底或坐骨结节的力量也必须通过骶髂关节才能达到躯干。正常的骶髂关节只有少许的前、后旋转活动，以缓冲弯腰和负重时脊柱承担的外力。

可见，骶髂关节是一个既能动又难动的关节，针对这个特点，我们在对其进行关节复位操作时需要遵循"三多一少"的原则。

（一）多人

如果试图通过髋关节后伸将髂骨相对骶骨进行前旋，就必须限制患者腰骶关节和腰椎后关节的后伸，这样来自两个方向的力互相剪切便能达到让骶骨相对髂骨活动的目的。近些年对骶髂关节复位手法的研究中，有越来越多的学者开始重视手法力度和防止其他关节代偿。有医者试图用自己的腿部或其他道具固定患者肢体，这种思路较为可行，如果辅助器械缺乏的情况下需要助手协助完成治疗，避免医者过度用力造成自身的损伤。单人完成的骶髂关节复位手法并不是没有存在的必要，它往往对方向的选择更加灵活，可以在大力度的复位手法之后为巩固疗效使用。

（二）多次

人体的结构基本遵循如下规律：越靠近体表组织越松弛，越靠近深层组织越紧张。体表肌肉通常跨越范围较大，力量较足，肌张力通常较低。深层肌肉恰恰相反，通常跨越的距离较短，肌肉要稳固关节较结实。医者在错动骶骨和髂骨的时候，为了采用省力杠杆，往往从远离骶髂关节的下肢某个部位发力，基于上述原因，手法在带动髂骨的时候也会影响其他有关组织的张力。如果一次性给予骶髂关节的刺激太多，可能会拉伤到其他正常结构。所以骶髂关节的复位不是一蹴而就的，需要多次反复，在进两步退一步的较量中最终达到目的。

（三）多法

由于骶骨和髂骨的关节面粗糙不平、相互嵌插，临床中对每一名错位患者，都需要寻找最精准的方向和切入点。多法就是指对于同一种错位要用多种手法，因为每一种手法发力的角度和力度均不相同，同时也会涉及相邻关节的复位。这样在不同手法的共同作用下，才能完成精准复位。

（四）少动

肌肉组织含有大量肌原蛋白，有强大的收缩能力，长时间不运动会出现失用性萎缩，肌肉柔软，张力下降。但韧带有所不同，韧带主要是致密的结缔组织，长时间没有运动尤其是拉伸，韧带会变得越来越紧，从而更加限制关节的活动。

针对这种特性，在骶髂关节复位之后，一定要反复叮嘱患者，在生活和工作中要少运动。减少运动并不代表要长时间坐着或者站着，强大的骶髂关节稳定系统之所以被破坏，就是来源于患者久坐、久站、久行使韧带产生疲劳效应。所以，一般情况下端坐、站立和行走都不要持续超过一个小时。

二、骨盆关节复位手法

（一）俯卧压髂伸髋法

1.操作方法一　患者俯卧，医者站其右侧，双手叠掌以掌根按压于患者左侧髂后上棘处。助手站于医者左侧，双手抱住患者左侧膝盖稍上方，逐渐发力使患者左髋关节后伸。等到患者左侧下肢以及左侧骨盆完全离开床面时，医者用力下压，同时助手使患者左下肢小幅度大力量的后伸。反复操作 8~10 次，听到骶髂关节弹响声效果更佳（图 6-3-1）。

（1）适用范围　左侧髂骨后错位。

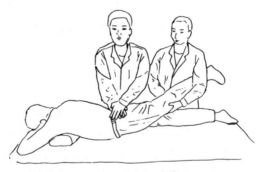

图 6-3-1　俯卧压髂伸髋法（一）

（2）操作要领

①医者发力重在持续，不可过度追求"寸劲"和冲击力。

②助手后伸患者髋关节时应加上一定角度的内收，在实际复位中，患者下肢应当呈现后伸、内收略外旋的动作。

③患者胸腰部尽量处于左右对称的位置，不要出现明显的脊柱旋转，

不要一侧腹部离开床面，以免代偿的腰椎关节损伤。

④如果患者髋关节严重退化或髂腰肌过度挛缩，使髋关节没有任何后伸角度或稍微后伸就疼痛难忍，则不宜施用本手法，可以选取其他复位手法。

（3）力学分析　这个手法适用于大多数左侧髋骨后错位，也可以酌情作为右侧髋骨前错位的辅助手法。骶髂关节的关节囊以及相关韧带十分坚韧，在本手法中，医者持续下压的力来源于自身的重力，比较厚重而稳定，医者利用患者的股骨作为省力杠杆，移动幅度大，对患者左侧髋骨造成的前旋力比较大。患者左侧腹部不宜离开床面，否则会使医者对左侧髂后上棘的下压力因腰椎关节后伸而消解。

2.操作方法二　患者取俯卧位，靠近床的右侧，右膝关节屈曲约90°，医者站其右侧。医者将左手穿到患者右侧股骨中部前方，同时将右肘尺骨鹰嘴部按压在患者右侧髂后上棘内侧面，然后左手抬起右肘下压，使患者右髋前旋。连续操作 8~10 次（图 6-3-2）。

（1）适用范围　右侧髋骨后错位。

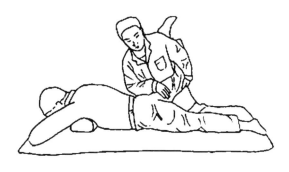

图 6-3-2　俯卧压髂伸髋法（二）

（2）操作要领

①医者发力要坚定而平稳，不宜在遇到阻力时爆发短距离的"寸劲"。

②本法适用于没有助手的情况下，如果患者体重过大，应尽量选取有助手协助的手法，多人配合进行复位。

③在操作过程中，医者应不断询问患者膝关节以及腹股沟部有无难以忍受的疼痛，如果存在明显疼痛则应选取其他的复位手法，避免患者

膝关节和髋关节的损伤。

（3）力学分析　本法的优势在于医者可以独立完成，在繁忙的门诊工作中，以施术对象体重不超过医者体重的80%为宜。在发力过程中，医者的双肩和手以及肘部都起支点作用，动力来源于腿的支撑以及躯干的侧屈运动。本法除了对医者的负担比较重之外，对患者膝关节和髋关节的运动功能要求也较高。因为患者右膝的屈曲，有时会压迫患者半月板后角、拉伸缝匠肌或髋关节相关结构而发生疼痛。

3. 操作方法三　患者取俯卧位，尽量靠近床的右侧，医者站其右侧。医者左腿屈髋、屈膝放在床面上，用屈曲的左膝关节后面夹住患者左腿的膝关节下方或上方，然后将左脚回收垫在患者右腿膝关节上方，这样患者左腿后伸、内收、略外旋，为复位做好准备。医者双手叠掌，以掌根按压于患者左侧髂后上棘周围，逐渐下压，稳定而沉重，连续下压8~10次，听到左侧骶髂关节弹响声效果更佳（图6-3-3）。

（1）适用范围　左侧髋骨后错位。

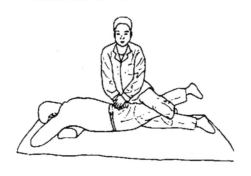

图6-3-3　俯卧压髂伸髋法（三）

（2）操作要领

①患者不能主动后伸左侧的髋关节，因在准备过程中，医者左腿看起来并非十分轻巧，有的患者会主动配合，抬起左腿，这会使得患者左侧腰骶紧张而降低复位成功率。

②本手法在操作过程中，由于医者是单脚站立，所以在发力前应调整到自身的平衡位置，不能摇摇晃晃，勉强施术。

③在整个操作过程中，患者不能憋气，自然呼吸。

（3）力学分析　本手法用力巧妙，由医者的左腿将患者的左下肢固定于合适的位置，患者左下肢的内收和外旋较"方法一"更明显，由于骶髂关节的关节面形似前外到后内的"L"形，这个体位更利于髂骨沿着骶骨向前移动。医者的双手掌跟着力点可以从髂后上棘稍上方到髂后上棘稍下方，因骶髂关节复杂关节面的存在，在骶髂关节周围稍微移动更利于左侧髂骨向前复位。

（二）俯卧压髋牵腿法

1.操作方法　患者取俯卧位，双手抓住床头，医者站其右侧，双手叠掌将掌跟按压于右侧髂后上棘处，助手站于床尾，双手握住患者右踝部。操作时助手向后上方牵引患者右腿，并将其轻微内收，在感觉到患者髋、膝、踝关节均被牵引开，力量到达骨盆部时，爆发一个小幅度大力量的牵引力，同时医者在原有按压力的基础上，用力下压患者右侧髂后上棘，连续操作5~6遍，以听到右侧骶髂关节弹响为宜（图6-3-4）。

（1）适用范围　右侧髂骨后错位。

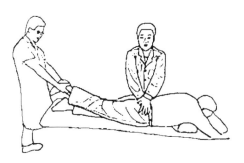

图6-3-4　俯卧足蹬牵腿法

（2）操作要领

①患者不能憋气，腰、腹、臀部及下肢肌肉要充分放松，否则牵引力会被紧张的肌肉抵消，无法充分作用于腰、臀部关节。

②在助手的牵引力没有达到最大之前，医者按压的方向应垂直向下，助手在操作末端施用爆发力的时候，医者在下压中应有一部分的力朝向患者头侧以对抗助手的拉力，使患者与床面保持静止，使合力充分作用于腰臀部关节。

③急慢性踝关节扭伤、膝关节韧带损伤或膝关节滑膜炎患者应谨慎使用该手法。

（3）力学分析　本手法对于骨盆失衡继发右腿较左侧短者效果最佳。医者与助手的合力可以让右侧髋骨在向前旋转的同时，相对骶骨向下挫动，对于长短腿疗效比较直接。由于右侧髋骨后错位，右侧骶髂后关节囊受损，在上身重力及骶骨前倾斜面的共同作用下，骶骨较容易发生左旋，同时使得第5腰椎左旋，这时候强韧的髂腰韧带会向上牵引右侧髂后上棘，出现长短腿。本手法在前倾右侧髋骨的同时，能在一定程度上让右侧髋骨向下恢复正常的位置。

（三）俯卧足蹬牵腿法

1.操作方法　患者取俯卧位，双手攀住床头。医者站于床尾，双手握住患者右侧足踝部，左脚脚跟顶住患者左侧坐骨结节。医者双手逐渐发力向后上方牵引患者右腿，同时左脚逐渐发力向患者头部方向推挤左侧髋骨。连续操作5~6遍（图6-3-5）。

（1）适用范围　耻骨联合右侧向上错位，左侧髋骨后错位。

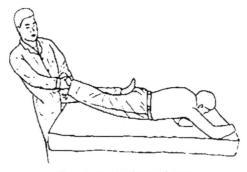

图6-3-5　俯卧压髋牵腿法

（2）操作要领

①医者应将左脚的跟骨结节卡在患者左侧坐骨结节的稍下方，尽量避免与患者"针尖对麦芒"。

②操作全程医者应将左脚吸定在患者的坐骨结节下方，不能滑动或者撞击，以免造成损伤。

③患者存在左侧坐骨结节下滑囊炎或左侧臀大肌拉伤等，应谨慎使用该手法。

（3）力学分析　成年人耻骨、髂骨以及坐骨是一个整体，因为耻骨联合附近的软组织娇嫩并出于保护隐私，所以本手法避开了此区域，间接作用于耻骨联合。大多数的单侧骶髂关节错位往往在耻骨联合处的变化不明显，双侧髂骨反向错位耻骨联合处的相关韧带和软组织则较易失代偿而出现症状。在本手法中，主力手承担调整右侧髂骨的任务，协助操作的左脚对调整左侧髂骨起辅助作用，双侧同时调节能更好地使耻骨联合恢复正常位置。

（四）侧卧推髋牵腿法

1. 操作方法　患者取右侧卧位，右腿伸直，左腿微屈髋、屈膝，医者站于床的右侧，左手握住患者左腿脚踝部稍上方，右手掌跟紧贴于患者左侧髂后上棘稍上方。操作时，医者左手带动患者左腿向后伸展并外展，右手向前推按患者左侧髂后上棘，力量不宜过大，以患者不被推下床为度，连续操作 8~10 次。

（1）适用范围　左侧髂骨后错位。

（2）操作要领

①患者腰椎应有一定左旋便于医者发力，也能增加自身的稳定性。

②患者左腿不能主动外展或后伸，应完全放松，由医生完成动作。

③本方法与其他方法相比更为轻巧，所以必须时时和患者沟通，只有患者完全放松才能收获比较理想的疗效。

④医者双肩和双手都起传导和支撑的作用，不是发力的主体，动力主要来自医者躯干的旋转。

（3）力学分析　本手法在骨盆复位手法中属于比较轻巧的手法，不像俯卧位有床面固定患者腰椎，施术时医者右手的推力不能过大，否则患者整个躯干会滑向床边，不仅缓冲了对左侧髂骨的压力而影响复位效果，还容易让患者掉下床面。在该手法中，患者的运动都由医者的双手来掌握，所以比较准确，适合错位幅度较小或体重较轻者，也可用于其他大力度整复手法多次之后的微调。

（五）侧卧足蹬牵腿法（图6-3-6）

1.操作方法　患者取右侧卧位，左腿伸直，右腿屈髋、屈膝，脚跟贴紧臀部。医者站于床尾，双手握住患者左脚踝部，以左脚单脚站立，右脚脚跟蹬在患者右侧小腿上，正对坐骨结节。医者发力时双手向远端牵引患者左腿，身体后倾时，右脚顺势向前蹬。连续操作5~8次。

（1）适用范围　右侧耻骨联合下错位，左侧髋骨后错位。

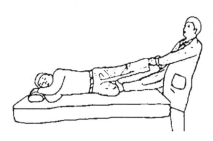

图6-3-6　侧卧足蹬牵腿法

（2）操作要领

①医者在操作全程应将左脚吸定在患者的右小腿上，不能滑动或撞击，以免造成损伤。

②患者右膝关节要屈曲到最大幅度，脚跟紧贴自己的臀部。

③医者发力时要依靠身体的后仰，顺势向前蹬右脚，右膝关节全程伸直，发力时不能出现右膝关节屈伸。

（3）力学分析　本手法由医者单独完成，需同时发力作用于双侧髋骨，要求术者有较好的掌控能力。发力时医者脊柱带动骨盆后仰，又需单脚站立，要求医者有足够的核心肌力。在该手法中，患者左侧髋骨受到牵引而下移，右侧坐骨结节被顶住而上移，在调整双侧骶髂关节的同时，也能让前方耻骨联合的位置恢复正常。

（六）仰卧屈髋牵腿法

1.操作方法　患者仰卧，右腿伸直，左腿屈髋、屈膝自然放于床面。医者站其左侧，左手握住患者左脚踝部，右手扶住患者左膝外侧，双手协调用力使患者逐渐屈膝、屈髋，左髋关节内收、内旋到最大幅度，然后逐渐让患者左髋外展、外旋，伸膝、伸髋，至髋关节前屈角度回到60°为一周，连续环转。第二周末段在伸髋的同时，医者右手顺势滑到脚踝部与左手会合，用力向远端牵引，使患者左腿髋膝关节伸直并将牵引力传导至左侧骶髂关节处。连续操作 3~5 遍。

（1）适用范围　左侧髋骨后错位，左侧下肢相对变短。

（2）操作要领

①在最终发力时，医者的躯干要向左侧移动，增加双手的牵引力。

②在最终发力时，必须在感觉到患者腰及下肢完全放松才可进行，有的患者在医生环转髋关节时非常放松，当预感医者即将牵引时突然开始紧张，医者要时时感受患者相关肌肉的状态，如果在最后阶段感到患者紧张，则应放弃牵引或继续环转髋关节。

③在环转过程中，医者左手主要控制患者髋、膝关节的屈伸，右手主要引导膝部内收、外展和旋内、旋外。

（3）力学分析　本手法要求最后爆发的牵引力干脆而快速，这样医者的动能可以沿着下肢长轴传导至臀部乃至整个躯干，在同样的牵引力度下，如果作用时间长，发力缓慢，导致患者的身体被拉动，并且失去最佳的放松状态。在此过程中，患者右髋关节并未固定，主要依靠快速的冲击力来调整左侧骶髂关节，与正骨手法常用的定点动点之间形成的剪切力有所区别。用 5kg 的冲击力沿长轴叩击足跟部，冲击力可以让寰枕关节受到波及，甚至头顶都可出现震动感，但即使用 10kg 的力推挤或点按足跟部，寰枕关节也不会有什么感觉，冲击波的穿透力在医学上广为使用。

（七）俯卧垫枕压骶法（图 6-3-7）

1.操作方法　患者取俯卧位，在腹下垫一厚度约 10~15cm 的较硬枕头，枕头下沿不低于 L4。医者站于床的左侧，面向患者足部，双手叠掌按压于患者骶骨下部，不高于 S2。医者以肩关节为支点，身体向床尾前倾约 45°，向床面用力下压，连续操作 8~10 次。

（1）适用范围　双侧髋骨后错位，骶骨前倾。

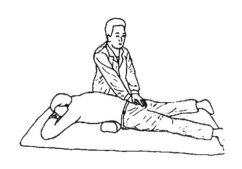

图 6-3-7 俯卧垫枕压骶法

（2）操作要领

①患者不能憋气，不能深呼吸，应始终保证腰、腹部肌肉放松，医者发力频率也不能太快，避免引起患者紧张。

②医者的发力不应全程平均下压，而应分为两个阶段，初期的力量朝向床尾更多，等骶骨充分后倾之后再将力的方向朝向床面更多，两个过程逐渐转换，不能生硬。

③腹下放置的枕头不应太高使骨盆离开床面，不应接触髂骨翼前缘。

（3）力学分析 本手法医者按压的位置在 S2 之下，骶骨与髂骨相关节的位置位于 S1~S3 的侧面，按压位置靠下会让骶骨相对双侧髂骨后倾。同时腹部放置的枕头让腰椎处在前屈的状态，腰骶关节被拉开，进一步让骶骨后倾，能拉伸到腰骶紧张的软组织，也能让 L5/S1 关节滑动更顺利而减小腰骶角，对随着骶骨前倾腰椎生理曲度增大有改善作用。

（八）侧卧腰椎斜扳法

1.操作方法一 患者取侧卧位，朝向左侧，右腿伸直，左腿屈髋约45°，自然屈膝，左脚搭在右腿膝盖上。医者站于床的左侧，右手或右肘部放在患者右肩部，左肘压在患者右侧髂后上棘处。发力时医者双手向相反方向用力，等到患者腰椎旋转到最大角度时，沿着患者右腿长轴方向，左肘用力下压，连续操作 2~3 次，以听到骶髂关节弹响声为宜。

（1）适用范围 右侧髋骨后错位。

（2）操作要领

①在操作过程中，腰椎椎后小关节通常会出现弹响声，这并不是本

手法的主要目的，所以即便听到了腰椎节段的弹响声，并不意味着复位目的已经达到。

②医者在发力的最后阶段，有别于传统的腰椎斜扳法，左肘的发力要远大于右手或右肘的力量，左肘带动患者骨盆进行左旋的幅度要大于腰椎斜扳法，最后阶段左肘的动力要充分借用自身的重力。

③医者左肘的位置在患者右侧髂后上棘或周围，如果患者局部骨突明显，操作时应尽量避开不能让患者有太大的压痛感。

（3）力学分析　相反方向的力集中在关节上，是关节复位手法的基本要求。在本手法中，医者的左肘为动力的主导，带动右侧髂骨向前旋转，定点的阻力来自患者充分右旋的脊柱所提供的张力。所以本手法在促使右侧髂骨向前旋转合缝骶髂关节的基础上，也有让 L5 相对骶骨向后移动的力，使得骶骨右侧向后移动而靠近右侧髂骨。如果患者腰椎在充分右旋过程中发出弹响声属于附带作用，比较理想的关节弹响声应该出现于 L5/S1 椎后关节和骶髂关节。

2. 操作方法二　患者取侧卧位，右腿在上，左腿伸直，右腿屈髋屈膝到最大幅度，医者站于床的左侧，左手掌跟或左肘按压于患者右侧坐骨结节稍外上方，右手推按患者右侧肩部。发力时医者右手推动患者脊柱使之充分右旋，左手或左肘沿着患者左大腿长轴方向发力，带动右侧髂骨进行后旋，练习操作 3~5 遍，以听到右侧腰骶关节和骶髂关节弹响声为宜（图 6-3-8）。

（1）适用范围　右侧髂骨前错位。

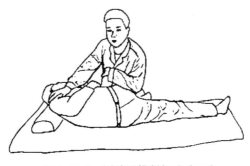

图 6-3-8　侧卧腰椎斜扳法（二）

（2）操作要领

①在发力时，医者不能只依靠自己的肩关节周围肌肉，要充分利用自身的重力和脊柱的扭转力。

②患者的衣服（特别是裤子）尽量保证宽松，否则在尚未达到关节的最大活动度时，衣服所形成的阻力就已经比较明显。

③对于髋关节和腰骶关节柔韧性非常好的患者，必须注意过度屈曲的髋关节有可能压折膝盖或挫伤肋骨。

（3）力学分析　本手法的作用点主要在坐骨结节，让坐骨结节向前移动，骶骨由于受到 L5 传来的阻力，不能随右侧髋骨一起向前，导致骶骨右侧与髋骨的关节被拉开，髋骨相对骶骨向后旋转。

（九）反向腰椎斜扳法

1.操作方法一　患者取左侧卧位，右腿伸直，左腿屈髋、屈膝约90°。医者站于床的左侧，右侧前臂贴在患者中下段的胸椎竖脊肌外侧，左手手掌放在患者髂骨翼前缘。医者双手反向用力，使患者脊柱左旋，等到腰椎充分打开后，医者左手向下大力按压，连续操作 3~5 次（图6-3-9）。

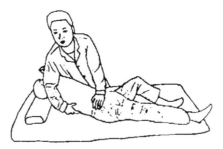

图6-3-9　反向腰椎斜扳法

2.操作方法二　患者取仰卧位，医者站其左侧，右前臂放在患者胸椎中上段竖脊肌外侧，左手放在患者右侧髂骨翼前缘。右手逐渐用力使患者脊柱左旋，等到腰椎完全打开，患者右侧骨盆离开床面时，医者左手用力下压，连续操作 3~5 次，以听到骶髂关节弹响声为宜。

（1）适用范围　右侧髋骨前错位。

（2）操作要领

①本手法适用于体重较轻的患者，要求医者右手能充分带起或拉开患者腰椎。

②医者的右前臂、左手与患者相应部位的接触面积应尽可能大，否则发力时容易让患者感到疼痛或挫伤患者相应组织。

③患者不能不懂配合，必须非常放松，如果医者感觉费力，可以选择其他复位手法。

（3）力学分析　本手法与腰椎斜扳法二都能治疗右侧髋骨前错位，但两者在施用效果上有一些区别。本手法的着力点在髋骨上部、髂嵴前缘，后者着力点在下部，在坐骨结节，作用都是让右侧髋骨后倾，但由于骶髂关节面粗糙不平，互相嵌插，运动轴不固定，导致这两个手法在治疗上各有优势，本手法更利于骶髂关节下部髋骨向前移动，腰椎斜扳法二更利于骶髂关节上部髋骨向前移动。

（十）屈膝屈髋冲压法

1.操作方法一　患者取仰卧位，双手自然平放于双侧肋弓下缘，医者站其左侧。左手握住患者左脚踝部，右侧前臂推在患者左膝关节稍下方，两手协调用力，使患者左侧髋膝关节逐渐屈曲到最大幅度，骨盆离开床面后，医者身体前倾，双手同时向患者左肩方向下压，连续操作3~5次（图6-3-10）。

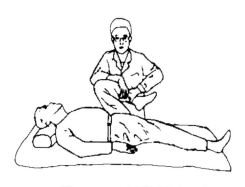

图 6-3-10　屈膝屈髋冲压法

2.操作方法二　患者仰卧位，双手自然平放于双侧肋弓下缘，医者站其左侧。左手握住患者左脚踝部，右侧前臂推在患者左膝关节稍下方，两手协调用力，使患者左侧髋、膝关节逐渐屈曲，髋关节微内收，等髋、膝关节屈曲到最大幅度，骨盆离开床面后，医者身体前倾，双手同时向患者右侧肩膀方向下压，连续操作 3~5 次。

（1）适用范围　左侧髋骨前错位。

（2）操作要领

①医者右侧前臂与患者左腿接触面的方向不是固定的，医者要体会来自患者的阻力，向其正对的方向发力，否则容易让前臂沿着患者小腿滑动。

②医者用右臂环抱患者膝盖，将患者的膝盖顶在自己的胸骨上，可以增加冲压力和稳定性，但容易挫伤医者的胸骨或肋软骨，不可取。

③髋关节柔韧性好或体型偏瘦的患者容易损伤肋骨，双手放在肋弓下缘可以起保护肋骨的作用。

（3）力学分析　本手法中发力分为两个阶段，首先患者髋关节不断屈曲，其次髋关节活动到极限带动左侧髋骨前倾，腰骶关节张开。医者的爆发力使用在髂后上棘离开床面、腰骶关节张开时，这时来自髋关节后伸的软组织拉力以及医者上肢直接向下的压力，都会让患者左侧髋骨后倾。在第二种操作方式中，髋关节的内收和朝向对侧肩部的压力，使得骶骨一定程度的右旋，左侧髋骨离开床面更加明显。这种复位在解决左侧髋骨前错位的同时，也可以解决患者左腿的外旋问题。

（十一）双侧屈髋冲压法

1.操作方法　患者取仰卧位，双下肢自然屈髋、屈膝，双手平放在双侧肋弓下缘。医者站其左侧，双前臂环抱患者双膝部周围，双手协调用力，适当借助身体的力量，让患者被动屈髋、屈膝到骶骨完全离开床面，然后医者朝着患者双肩方向用力下压，连续操作 5~7 次（图 6-3-11）。

2.适用范围　双侧髋骨前错位。

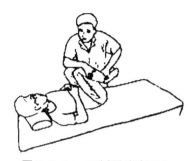

图6-3-11 双侧屈髋冲压法

3. 操作要领

①患者被动屈髋到骶骨离开床面即可，如果继续让腰椎前屈，那么从患者膝盖传导下来的力会更多地由腰椎关节承担。

②双侧同时屈髋要比单侧屈髋的幅度更大，更容易损伤患者的肋骨，患者双手平放在肋弓下缘能避免意外损伤。

③在施用该手法之前应判断患者的髋关节和膝关节是否有严重退行性变或急性炎症，如果患者在操作期间感到腹股沟部或膝关节剧烈疼痛，应选择其他手法进行复位。

4. 力学分析 本手法中，患者的骶骨中上段及腰椎以床面的支撑为定点，悬空的双侧髋骨通过髋臼受到使之后倾的拉力，并在手法操作中产生位移，两者在骶髂关节处交错形成剪切力整复前错位的双侧髋骨。

（十二）仰卧床边整复法

1. 操作方法：患者仰卧于左侧床边，右腿自然屈髋、屈膝，左侧臀部和左腿悬空，自然下垂。医者站于患者左侧，用右侧肩后部卡住患者右膝关节，使患者右腿屈髋、屈膝到最大幅度，左手用力按压患者左侧大腿前面。连续操作3~5次。

2. 适用范围 左侧髋骨后倾，右侧髋骨前倾。

3. 操作要领

（1）患者不用担心身体会从床上掉下，应顺应重力自然下垂左下肢。

（2）医者在发力的时候不能着急，左手应充分拉伸患者的相应肌肉到一定程度后再发力。

（3）医者应自然呼吸，在发力时呼气，不能让呼吸打乱手法的节奏。

4. 力学分析　该手法最适用于左侧髋骨后倾伴右侧髋骨前倾，或左侧髋骨后倾伴髋骨下部相对骶骨向前旋转。本手法对左侧髋骨的旋转力主要来源于大腿前部肌肉对耻骨联合的拉力，右侧髋骨因屈髋、屈膝动作被固定，所以本手法对纠正耻骨联合错缝效果比较直接。

（十三）仰卧反向整复法

1. 操作方法　患者仰卧于床的左侧，右腿屈髋约90°，自然屈膝。医者站于床的左侧，左手或左前臂控制住患者右膝盖；右手掌根按压于患者右侧髂前上棘处，双手配合将患者骨盆左旋，使右侧髋骨离开床面（图6-3-12）。发力时医者左手沿患者股骨长轴方向下压，同时右手向床面方向按压。连续操作3~5次。

2. 适用范围　右侧髋骨前错位。

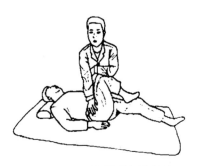

图6-3-12　仰卧反向整复法

3. 操作要领

（1）医者不能为了增加压力或提高稳定性而用自己的胸口或肋骨接触患者左膝，以免受伤。

（2）髂前上棘处皮肤较薄，医者应尽量避免掌跟与患者骨头"硬碰硬"，否则会非常疼痛。

（3）身高太高或股骨头、股骨颈病变的患者应谨慎使用此手法。

4. 力学分析　本手法的主要作用点在髂前上棘，有别于侧卧斜扳法主要作用点为坐骨结节，对骶髂关节向下沿矢状轴旋转的效果更好。本手法的另一个着力点是膝盖，可以让前旋或前移的右髋沿着"L"形关节面整体向后移动，对改善患者下肢外旋效果比较明显。

（十四）侧卧压髋合缝法

1.操作方法　患者取侧卧位，双腿重叠，屈髋、屈膝幅度相同。医者站其身后，用右肘肘尖前方平坦处按压患者髂骨侧面，连续按压 5~8 次（图 6-3-13）。

2.适用范围　耻骨联合分离。

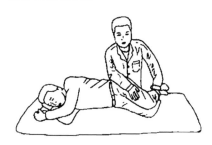

图 6-3-13　侧卧压髋合缝法

3.操作要领

（1）如果患者腿细或髋部过宽，可以在双腿之间垫枕头以避免上方股骨内收。

（2）医者的肘要放得平坦，不能让患者局部软组织有难以忍受的疼痛。

（3）医者用力下压的速度不能过快，否则会导致患者软组织紧张而疼痛。

4.力学分析　本手法主要用于妇女产后耻骨联合愈合不良者。医者的压力通过髂骨和耻骨上支传达到耻骨联合。

第四节　治疗骨盆失衡的脊柱调整手法

我们在临床中发现，脊柱侧弯、旋扭与骨盆失衡有着密切的关系，因为骨盆是脊柱的地基，当骨盆（地基）发生倾斜时，在生物力学的影响下脊柱原有的平衡也被破坏。为了维持机体的功能，脊柱需要代偿以寻找新的平衡，这样"人"这一整体才能保持平衡，但遗憾的是，新的平衡是失去原有两个平衡而换来的。在此情况下，起止于骨盆、脊柱的肌筋必定发生牵拉、扭转等变化。在治疗时，首先要恢复骨盆的失衡，才能将脊柱恢复到平衡状态。原发失衡与继发失衡共治可以得到事半功倍的效果。在矫正脊柱时，临床多遵循自下而上的治疗原则，先将下位的"地基"平衡，再整复上位的关节。临床中，要重整体而轻局部，不能只注重单个关节的紊乱，而忽视了整体的平衡。

一、坐位腰椎旋扳法（图 6-4-1）

1.操作方法　以棘突向右侧偏歪为例，患者取坐位，右手抱左肩在里，左手抱右肩在外，颈椎前屈，躯干前倾。助手固定患者左下肢，医者站于患者身后，左手掌根固定于患者偏歪棘突或阳性反应点，右手抱住患者左肘，双手相对用力，使患者躯干右旋至最大限度，待患者放松时，瞬间用力，听到弹响即表明复位。

2.适用范围　本手法主要适用于腰椎间盘突出，腰椎小关节紊乱等。

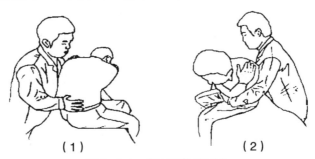

（1）　　　　　　　　（2）

图 6-4-1　坐位腰椎旋扳法

二、坐位腰椎牵扳法（图 6-4-2）

1.操作方法　患者坐位，双手互抱对侧肘关节，置于胸前。医者站其后，双手从患者腋下穿过，握住患者双前臂，使患者躯干后仰一定角度，双手发力上提患者躯体，维持一定牵引力，待患者放松时，瞬间顿提，听到弹响即表明复位。

2.适用范围　本手法主要适用于下腰段腰椎小关节错缝。

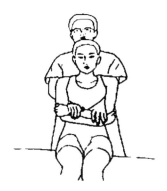

图 6-4-2 坐位腰椎牵扳法

三、俯卧扳肩压腰法（图 6-4-3）

1. 操作方法 患者俯卧位，双手放于身旁。医者站其左侧，一手扳住患者对侧肩部，向后用力，另一手掌按在患者反弓的腰椎棘突上，两手反方向用力，当活动至最大限度时，突发巧力，听到弹响即表明复位。

2. 适用范围 本手法对腰椎生理曲度有着明显的改善作用，临床多用于腰椎生理曲度变直或反弓者。

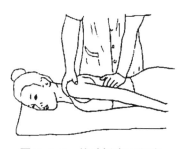

图 6-4-3 俯卧扳肩压腰法

四、俯卧胸椎冲压法（图 6-4-4）

1. 操作方法 以胸椎棘突向右侧偏歪为例，患者取俯卧位，医者站于患者右侧，右手掌根置于患者脊柱左侧，左手掌根置于患者脊柱右侧，双手交叉，躯干前倾，垂直用力压于患者背部，再嘱患者用力呼气，医者随之向下按压，待患者呼气末，医者右手向后、左手向前瞬间用力下压，听到弹响即表明复位。

2.适用范围　本手法主要适用于胸椎小关节紊乱者。

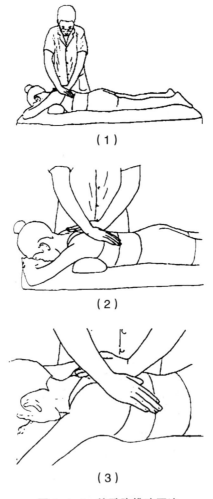

（1）

（2）

（3）

图6-4-4　俯卧胸椎冲压法

五、坐位胸椎顶扳法（图6-4-5）

1.操作方法　患者坐于治疗床上，双手交叉相扣置于颈后。医者站于患者身后，双臂从患者腋下穿过扣住患者双侧小臂，双肘内扣，待放松后，医生双臂向后用力同时用胸部前顶患者背部，听到弹响即表明复位。

2.适用范围　本手法主要适用于胸椎小关节紊乱者，对椎后关节、肋骨小关节或肋横突关节等关节紊乱均可整复。

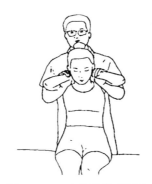

图 6-4-5　坐位胸椎顶扳法

六、坐位胸椎牵扳法（图 6-4-6）

1.操作方法　患者坐于治疗床上，双手交叉握拳置于胸前。医者站其后，双臂从患者腋下绕至患者胸前，双手扣住患者双拳，助手固定患者下肢，待患者放松后，医生双侧上肢迅速向后上方拉起，听到弹响即表明复位。

2.适用范围　本手法适用于下胸段后关节错位者。

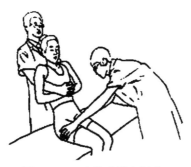

图 6-4-6　坐位胸椎牵扳法

七、仰卧胸椎冲压法（图 6-4-7）

1.操作方法　患者取仰卧位，两臂交叉于胸前，分别抱住对侧肩部，前臂稍抬起。医者站于患者左侧，左手握空拳，拳心向上，置于患椎下方，大鱼际垫于患椎棘突下，左手及上腹部轻压于患者双肘部，嘱患者深呼吸，在呼气末肌肉放松时，快速、有控制地向床面方向冲压，闻及弹响声，即表明复位。

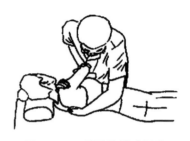

图 6-4-7　仰卧胸椎冲压法

2.适用范围　本手法适用于上胸段后关节错位。

八、俯卧颈椎推扳法（图 6-4-8）

1.操作方法　以棘突向右侧偏歪为例，患者取俯卧位，双手垂于床边。医者立于患者头侧，左手拇指抵住患者偏歪棘突、阳性反应点，右手扶患者左侧头部，使患者颈部左旋至最大限度，待患者放松时，做有控制地稍大幅度地瞬间扳动，听到弹响即表明复位。

2.适用范围　本手法多用于中上段颈椎棘突偏歪者。

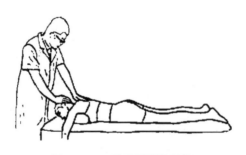

图 6-4-8　俯卧颈椎推扳法

九、俯卧颈椎斜扳法（图 6-4-9）

1.操作方法　以棘突向右侧偏歪为例，患者取俯卧位，双手垂于床边。医者立于患者头侧，使患者颈部向右侧屈曲，左旋至最大限度，右手扶患者左颞部，左手掌根压在患者左侧肩胛骨内上角处，双手向反方向用力，并维持一定的牵引力，待患者放松时，做有控制地稍大幅度地瞬间扳动，听到弹响即表明复位。

2.适用范围 本手法多用于中下段颈椎棘突偏歪者。

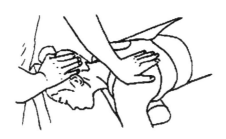

图6-4-9 俯卧颈椎斜扳法

十、坐位颈椎牵扳法（图6-4-10）

1.操作方法 以棘突向右侧偏歪为例，患者取坐位，双手自然下垂。医者站于患者侧后方，左拇指按在患者偏歪棘突右侧，右侧肘部环抱患者下颌部，使患者颈部向右旋转至最大限度，两手协同用力，维持一定的牵引力，待患者相对放松时，做有控制地稍大幅度地瞬间顿提，听到弹响即表明复位。

2.适用范围 本手法可以整复各段颈椎，并对颈部肌筋、关节囊有牵拉作用。

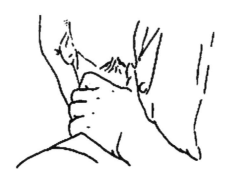

图6-4-10 坐位颈椎牵扳法

第七章 骨盆失衡的常用康复训练

第一节 骨盆的合理使用

骨盆的合理使用和保养是保证骨盆健康和避免康复后反复发作的关键。所谓合理使用不只是正确的姿势，再好的工作姿势时间过长也会对骨盆造成损伤；也不是任何运动对骨盆的稳定或恢复骨盆的稳定都有益处，运动的时机、强度以及方法也需要科学的理论指导。

人们生活中的一些行为经常是对骨盆的不合理使用，这种因某些行为习惯而造成疾病的现象越来越常见，被众多学者重视。人体要维持姿势或运动，都需要骨盆不同程度的配合，如果这些姿势或运动不利于骨盆的平衡，反而会成为骨盆失衡久治不愈或反复发作的重要推手。

一、端正的坐姿

双脚放于地面，两侧对称，腰椎挺直或微向后弓，胸椎正直，肩胛骨在垂直方向不能超过髂前上棘，肩胛骨可微微外展，方便双手进行工作，颈椎保持正常向前的生理曲度，头部不能前探，头部的重心要通过颈椎保持在躯干的正上方。

常见的破坏骨盆平衡的不良坐姿主要有以下三种。

1. 跷"二郎腿" 跷起来的大腿保持屈髋、内收、内旋的动作，这个动作会造成同侧髋骨发生后倾，使髋关节的内收、内旋、屈髋的肌肉紧张短缩，而使髋关节外展、外旋、伸髋的肌肉被拉长。

2. 塌腰驼背 塌腰驼背使得身体重心靠后，为了保持身体平衡，肩关节和头部会明显前移，肩部和头部的重心落在脊柱前方，甚至落在胸腹部前方，这是久坐办公族最常见的"塌腰驼背、探脖仰头"坐姿。这个姿势对骨盆平衡的破坏主要通过胸、腰椎后凸带动骶骨后倾。

3.盘腿坐　盘腿比起端正的坐姿，双髋关节处于更明显的屈髋、外旋位，使髂腰肌的止点更加靠近起点。在肌肉没有收缩的时候，起止点的靠近会降低肌肉收缩力和耐力。作为挺直腰椎和对抗髋骨后旋最重要的肌肉，髂腰肌功能的下降势必会让盘腿坐姿时挺直腰部更加困难。

二、合适的穿着

长期站立或行走者，应选择鞋底较软的鞋，避免经常穿高跟鞋，因为脚跟抬高会让身体前倾，也会引发骨盆前倾，破坏骨盆平衡。久坐者应选择保暖性较好的衣物，因为运动较少，臀部侧面和后外侧皮肤的皮温通常较低，容易受风受寒，局部充分的保暖十分重要。

三、控制同一姿势或动作持续的时间

中医认为"五劳七伤"是人体患病的重要原因。一个姿势或运动牵动一系列肌群，正确的姿势和运动形式只是减缓了身体损耗的速度，长时间维持同一姿势和运动依旧存在着破坏骨盆平衡的可能。每一个姿势持续时间过长都会造成身体的损伤，只是损伤的部位和类型不同而已。有人认为颈椎病是长时间低头造成的，所以人为地将电脑显示器垫高，保持仰头看屏幕的姿势，试图保护颈椎。然而长时间仰头会造成枕下肌群紧张肥厚，压迫椎动脉和枕大神经，颈椎后关节挤压和相互摩擦增多，关节面硬化会提早出现，也会造成颈椎病的加重。仰头和低头，只是颈椎损伤的部位有所区别，只要持续时间长且缺乏合理锻炼，都可以导致颈椎病。

坐姿和站姿一般不要持续超过1小时，久坐者可以起身活动1分钟，以速度慢、幅度大的动作为宜，使肌肉得到充分拉伸或收缩。久站者可以坐或躺1分钟，长时间站立会造成某些韧带的疲劳和松弛。

行走的合理强度因人而异，因行走而破坏骨盆平衡的人群主要是退休后的中老年人。每次连续行走运动强度适宜以身体感觉为标准，而不是计步器里程数，当双腿有沉重感或腰臀、髋、膝、踝关节有不适感的时候，就应该坐下休息放松。

四、合理的运动形式、强度和时机

1.运动形式　不同的运动形式能达到不同的锻炼效果。骨盆比较健康的人适合进行跑步、游泳、健身操等全身性的有氧运动，提升心肺功能，增强肌肉力量，锤炼骨关节的稳定结构。

骨盆失衡治疗后需要根据专业人员的诊断，有针对性地进行康复锻炼。明确诊断是治疗的基础，也是进行康复锻炼的基础。对大部分运动形式而言，脱离锻炼人本身的骨盆特点，直接声称某个动作对骨盆好或对身体好是不严谨的，而且很有可能在不同的人身上得到相反的效果。

2.运动程度　心率是衡量运动强度的重要的指标，出于对骨盆的保护，运动时的心率不应该超过每分钟150次，低强度的有氧运动应该控制在1小时以内，如果有跳跃类或下蹲类、弯腰类动作，单次运动时间应更短一些，尽量不要在久坐、久站后马上进行这类运动。

3.运动时机　运动时机的选择非常重要，骨盆、腰椎、下肢有明显疼痛时不宜运动；神经、滑囊、关节囊、韧带等有炎症时也要避免运动，在这个阶段静养更利于组织的恢复。有一种非常不健康的运动安排广泛存在，那就是白天在办公室久坐办公，没有任何运动，周中或周末到户外或健身房疯狂运动，一次运动时间可达2~3小时甚至半天，更好的选择是将这些运动分成几十份，穿插在平日的工作中，适当的运动对运动系统和神经系统的健康都有利。

第二节　骨盆的康复锻炼

骨盆失衡的治疗必须由专业人员来完成。能通过短暂集中的治疗达到的，也是最关键的目的是对骨盆内平衡的恢复，以及对骨盆外平衡失调的简单调整。需要患者自己进行的康复锻炼主要价值在于恢复骨盆的外平衡，使骨盆整体保持在中正位。

骨盆外平衡失调的各种类型，在本书其他章节中已有介绍。骨盆在各个轴向的失衡往往是联合出现的，它在一个空间中的变化比较复杂，考虑到患者的康复锻炼目的以及实际困难，我们将骨盆失衡的康复锻炼分为两大类，便于锻炼者选择和使用。

一、骨盆前倾的锻炼

（一）增强肌力

1.腹直肌　患者仰卧，一侧下肢伸直，一侧直腿抬高 70°~80°，仰卧坐起，双手触碰抬起的下肢，连续进行 10 次，换对侧继续。两侧各 10 次为一组，根据自身情况完成 3~5 组，组间休息 1 分钟。

2.腹横肌　患者取站立位，双手自然下垂，深吸气，缓慢呼气并逐渐用力收腹，想象自己的腹部被抽成真空的感觉，尽可能让腹壁靠近脊柱，以下腹部形成的凹陷比脐更靠后为宜，保持正常频率呼吸，尽量采用胸式呼吸，腹部的收缩需要持续保持 20~30 秒为一组，组间休息 1 分钟，每次进行 3~4 组。

3.臀大肌　患者取站立位，双手垂于身体两侧，可用双手拿哑铃适当增加负重。首先左腿向前迈一步，屈膝下蹲，左膝关节屈曲 90°，左小腿与地面垂直，身体直立或略前倾，右腿自然放松。发力时左腿伸髋站起，右腿顺势跟上，恢复直立。两侧交替进行，各 15 次为一组，组间休息 2 分钟，每次进行 2~3 组。

（二）拉伸

1.髂腰肌　患者站于 70~80cm 高的床或者平台边，左腿伸直站在地上，身体直立或略前倾，右腿屈髋后伸，放于床面上，保持右侧腹股沟部有牵拉感，持续 30 秒，然后换另一侧进行。

2.腘绳肌　患者站于 80~90cm 的单杠或平台前面，左腿伸直站于地面，右腿屈髋直膝，将右脚踝放于单杠上，身体逐渐前倾，增加右侧腘绳肌的拉伸感，持续 30 秒，然后换另一侧进行。

二、骨盆后倾的锻炼

（一）增强肌力

1. 髂腰肌 患者取仰卧位，双腿自然伸直。双侧同时缓慢屈髋 90°，膝盖保持伸直或微屈，在高点停留几秒钟，双腿同时缓慢放下，12~15 次为一组，组间休息 1 分钟，连续进行 3~4 组。

2. 竖脊肌和菱形肌 患者俯卧于床面，面朝侧面，双手放于头部两侧，前臂平行于躯干。发力时，患者脊柱后伸，肩背部与上肢离开床面，上肢与躯干保持在同一平面内，上背部后伸达到 15°~20° 即可。每次进行 10~12 次，组间休息 1 分钟，连续进行 2~3 组。

（二）拉伸

1. 大腿内收肌群 患者取左弓步蹲于地上，身体尽量正直或略前倾，右膝关节伸直，双脚脚尖朝前，持续拉伸 30 秒，换对侧进行。

2. 肩前部和上腹部肌肉 患者站立位，距墙壁 20~30cm，双手上举，两臂伸直，向前贴于墙面上，头朝向一侧，尽可能将手掌、前臂、上臂远端贴紧墙面，面部、肩前部、锁骨部贴紧墙面，胸骨中下部和腹部尽可能远离墙面，持续拉伸 30 秒。

三、注意事项

在骨盆失衡疾病的治疗中单纯的锻炼几乎没有明显作用，应该首先采用按摩等治疗手段。康复锻炼主要在治疗基本结束后，巩固疗效或改善体质。锻炼的强度应适中，以患者能耐受为度，一些难度较高姿势应量力而行。

骨盆康复锻炼的某些动作可能会造成脑部充血，或联动颈椎某些关节，引起头晕、心慌等心脑血管症状。进行锻炼时，患者除了锻炼部位有酸胀或拉伸痛，身体其他部位应保持在比较舒适的状态，如有不适应放弃相应动作。

第八章 与骨盆相关的软组织损伤及疾病

第一节 髂腰韧带损伤

髂腰韧带损伤多为慢性损伤，偶见急性损伤，以下腰部疼痛为主症。因其病灶位置较深且隐匿，临床症状与腰肌劳损、骶髂关节错位等病症相近，易被混淆。

髂腰韧带为宽而肥厚的三角形纤维束，伸展于 L4/L5 横突及髂嵴、髂骨上部前面之间，纤维起于 L4 横突下缘和 L5 横突，呈辐射状止于髂嵴后部的内唇，相当于腰背筋膜的深层。髂腰韧带是覆盖于盆面腰方肌筋膜的加厚部分，内侧与横突间韧带和骶髂后短韧带融合。髂腰韧带具有限制 L5 旋转，防止 L5 在骶骨上向前滑动的作用。

一、病因病机

1.劳损致伤　骶骨前倾导致下腰椎前凸，或骶骨后旋等原因导致髂骨粗隆与 L5 横突之间距离增大，髂腰韧带受到牵拉而紧张，久之导致该韧带的劳损和缺血，出现积累性慢性损伤。

2.外力损伤　腰部过度屈曲时，腰骶关节处于不稳定状态，如果突然遭受扭转、侧屈等外力作用，超过了髂腰韧带最大承受限度，可引起一侧或双侧髂腰韧带急性损伤。如果急性损伤没有经过很好的治疗，容易转变为慢性损伤。

3.先天畸形　L5 的先天变异较多。如一侧腰椎骶化或骶椎腰化使髂腰韧带的位置发生改变，失去力学稳定性，易出现损伤。

二、临床表现

患者一侧或两侧腰骶部疼痛，且疼痛部位较深，可呈持续性钝痛、牵扯样痛，也可呈酸痛；急性损伤时往往疼痛较剧烈，腰部活动多以前屈或向健侧屈受限，并伴疼痛加重。部分患者疼痛可放射至腹股沟内侧、大腿内上部。疼痛往往在晨起、久坐、久站或劳累后症状加重。

三、诊断要点

1.病因　本病多为慢性发病，常有劳损史，偶因急性扭伤致病。

2.发病人群　本病各年龄段均可发病，以年老体弱者常见。

3.主要体征　腰骶部疼痛，痛点多位于髂后上棘内侧，深部触诊可触及紧张的髂腰韧带；下腰椎生理前凸增大，或髂后上棘向后突起。

4.动诊、特殊检查

①腰部活动多以前屈或向健侧屈受限，并伴有疼痛加重，患侧骶髂关节向后错位。

②屈膝屈髋试验阳性。患者取仰卧位，健侧下肢伸直放于床上，患侧膝髋充分屈曲时外展外旋髋关节，出现下腰部疼痛为阳性。

5.影像学检查　可见腰椎曲度增大，骨盆旋转、不对称，或出现腰椎骶化、骶椎腰化。

四、手法治疗

患者取俯卧位，医者站其旁

1.双手自上而下按揉腰骶部两侧3~5次，以放松肌肉。

2.以拇指或肘尖拨揉两侧紧张的骶棘肌3~5次。

3.在痛点部位或阳性反应物行拇指拨揉法，以患者能耐受为度，点按大肠俞、关元俞、秩边、委中等穴。

4.酌情施以侧位腰椎斜扳法或俯卧压髂伸髋法，以纠正错位。

5.双掌自上而下按揉腰骶部两侧3~5次，以放松肌肉。

五、注意事项

治疗期间应注意休息，不要久坐、久站，避免弯腰劳动，严重时可以借护腰辅助。局部保暖，避免感受风寒。

第二节 第三腰椎横突综合征

第 3 腰椎（L3）横突综合征又称 L3 横突周围炎或 L3 横突滑膜炎，病理变化是骨盆失衡引起腰椎序列、曲度的改变等，致使 L3 横突牵拉、挤压周围软组织或腰脊神经后外侧支受卡压。以腰、臀部酸痛及腰部活动受限为主要症状，是腰腿痛的常见病因之一。临床多表现为有慢性腰痛病史，腰部一侧或两侧疼痛，晨起、弯腰或久坐后加重，久坐直起困难，活动后略减轻，疼痛可累及臀部及大腿，有时可放射到腹部。

一、病因病机

1.神经卡压 L1~L4 脊神经的前支是构成腰丛的主要部分，主要支配耻骨肌、腰大肌、髂腰肌、股前区的肌肉和皮肤等。其分出的前股到达股部后主要支配大腿内侧肌肉以及皮肤和膝关节以上的肌肉关节。L1~L4 脊神经的后支分为后内侧支和后外侧支，内侧支主要分布于椎间关节的关节囊、肌肉韧带等，后外侧支主要分布于腰部的浅筋膜及皮肤。当 L3 横突的肌肉、筋膜损伤等产生炎症或肌肉增厚、挛缩时，使穿过肌肉、筋膜的神经干受到卡压，从而出现症状。

2.腰曲消失 腰椎生理曲度消失或反弓时，L3 横突向后位移，由于 L3 横突较长的这一解剖特点，后移的横突容易触碰到横突周围软组织。若在后移的基础上，椎体旋转的同时带动横突向后旋转，横突与周围肌肉、筋膜的摩擦变大，使横突周围的疼痛加重。

二、临床表现

1.腰部有负重史或其他不同程度的劳损史，长期从事经常弯腰或久坐工作。

2.本病主要症状为 L3 横突周围疼痛，多数为单侧，偶有双侧；部分患者可有臀部及下肢（膝关节水平以上）放射痛（或麻木），但疼痛（麻木）不因腹压升高（如咳嗽、喷嚏等动作）而加重。不伴有间歇性跛行。

3.腰部前屈或健侧屈时，疼痛可加重。

三、诊断要点

1. 病因、发病人群　本病主要由坐姿不正引起，好发于久坐人群。

2. 主要体征　L3 横突旁压痛或可触及硬结或条索，腰椎生理曲度不同程度改变。

3. 动诊、特殊检查　腰椎前屈或健侧屈时，疼痛加重；特殊检查多无阳性体征。

4. 影像检查　X 线可见腰椎生理曲度增大或消失、椎体旋扭、L3 两横突不等长或向上翘起。

四、手法治疗

1. 患者俯卧位，医者站其旁

（1）双手自上而下按揉腰骶部两侧 3~5 次，以放松肌肉。

（2）以拇指或肘尖拨揉腰骶部条索或阳性反应点，点按命门、关元俞、大肠俞等穴。

（3）臀部痛点或阳性反应点行拇指拨揉法，以患者能耐受为度。

（4）双手拿揉下肢后侧，反复施术 3~5 次。

2. 患者再取健侧卧位，医者站其后

用拇指或肘尖拨揉臀大肌、臀中肌、阔筋膜张肌，点按居髎、风市等穴。

3. 酌情施以侧位腰椎斜扳法或俯卧压骶伸髋法，以纠正错位。

五、注意事项

本病多由过度劳累或姿势不良引起，在治疗过程中，应该卧床休息；避免从事久坐或经常弯腰的体力工作。

第三节　腰椎管狭窄症

腰椎管狭窄症又称腰椎管狭窄综合征，是指各种原因引起椎管各径线缩短，压迫硬膜囊、脊髓或神经根，从而导致相应神经功能障碍的一类疾病。它是导致腰腿痛的常见腰椎疾病之一，多发于40岁以上的中老年人。安静或休息时常无症状，行走一段距离后出现下肢疼痛、麻木、无力等症状，需蹲下或坐下休息一段时间方能继续行走。随着病情加重，行走的距离越来越短，需休息的时间越来越长。

一、病因病机

腰椎管狭窄症是骨科的常见病，发病原因十分复杂，有先天性腰椎管狭窄，也有脊柱发生退行性疾病引起，还有外伤导致脊柱骨折、脱位或者腰手术后引起。其中最为常见的是退行性腰椎管狭窄症。

原发性腰椎椎管狭窄：由先天性骨发育异常引起的，临床较少见。

继发性腰椎椎管狭窄：由椎间盘、椎体、关节退化变性，或脊椎滑脱、外伤性骨折脱位、畸形性骨炎等引起。其中最常见的是退行性椎管狭窄症。

腰椎椎管狭窄有时是结构性狭窄，更多表现为功能性狭窄，随着腰椎的前曲或后伸、腰椎曲度的增大或减小而发生改变。腰椎椎管功能性狭窄患者表现为腰椎曲度增大或腰椎后伸则症状加重，腰椎曲度减小或腰椎前曲则症状减轻或消失。

骶骨前倾患者骶骨相对双侧髂骨前倾，腰椎下段前凸，曲度受骶骨影响而增大，腰椎椎管有效容积显著减小，由此造成腰椎椎管相对性狭窄，通过恢复骶髂关节的正常位置从而改善骶骨前倾和腰椎前突，手法治疗是重要的治疗方法。

二、临床表现

1. 起病隐匿，病程缓慢，好发于40~50岁的男性。

2. 依据狭窄部位的不同，患者典型的临床症状包括：长期腰骶部疼痛、腿痛，双下肢渐进性无力、麻木，间歇性跛行，行走困难。

3. 麻木可由脚逐渐向上发展到小腿、大腿及腰骶部，腹部出现束带感，严重时可出现大小便异常，截瘫等。

三、诊断要点

1.腰腿痛　有久坐、过劳、摔伤等病史，长期多次反复的腰痛，有时可放射到下肢。

2.间歇性跛行　当患者站立或行走时，出现腰酸痛、腿痛或麻木、无力、抽筋，并逐渐加重以至不能继续行走。坐下或蹲下几分钟后上述症状消失并可继续步行，因有间歇期，故名间歇性跛行。

3.可有下肢麻木、冷感、乏力、某些肌肉萎缩，以及尾神经受损引起大小便失禁或尿急或排尿困难等症状。

4.过伸试验阳性　做腰部过伸动作可引起下肢麻痛加重，此为过伸试验阳性，是诊断椎管狭窄症的重要体征。

5.影像学检查　腰椎正侧位、斜位 X 线片，有时需增加拍摄腰椎过伸、过屈侧位片。可见椎间隙狭窄、骨质增生、腰椎小关节骨关节炎等，多见于 L4/L5 与 L5/S1 之间。CT 检查可见矢状径小于 12mm，有向后延伸的骨刺等，一般取 L4/L5，L5/S1 的小关节水平进行 CT 检查。

四、手法治疗（骶骨前倾腰曲增大型）

1.患者取俯卧位

（1）掌揉法松解患者背腰臀部浅层软组织，掌根揉拨髂后上棘周围和骶骨边缘。

（2）肘拨法或拇指拨法松解腰骶部竖脊肌、多裂肌、髂腰韧带、臀大肌、腘绳肌等紧张的肌肉。

（3）拇指拨揉梨状肌及臀部深层紧张的软组织，点按骶结节韧带中点。

（4）俯卧腰椎垫枕压骶法，双侧俯卧压髋后伸法。

（5）掌揉法松解腰臀及下肢软组织。

2.患者侧卧位

肘拨法松解臀中肌、阔筋膜张肌，推擦髂胫束。

3.患者仰卧位

拿揉患者下肢前侧，拇指拨揉相应紧张的肌束，点按髀关、阳陵泉、足三里穴。

五、注意事项

1. 劳逸结合，避免腰椎骨关节严重退变，避免腰部肌肉萎软无力。

2. 治疗要及时，病程迁延日久容易导致治疗难度加大，神经和软组织功能不易恢复。

3. 治疗期间以卧床休息为主，不能劳累。

4. 康复后按照医嘱合理锻炼，保持疗效。

第四节　慢性腰肌劳损

慢性腰肌劳损是临床常见病，多发病，随着工作压力越来越大，该病的发病率逐渐增高，而且发病年龄逐渐降低。该病主要是指腰背部肌肉、筋膜、韧带等软组织的慢性损伤，导致局部无菌性炎症，从而引起腰背部一侧或两侧的弥漫性疼痛。

一、病因病机

1. 慢性劳损　慢性腰肌劳损是腰背痛的主要原因之一，是一种慢性积累性损伤，主要由于腰部肌肉、筋膜、韧带持续紧张，肌肉、筋膜及韧带内的压力增加，血液回流受阻，如此反复，迁延日久即可导致组织缺血、变性，并刺激相应的神经引起慢性腰背痛。

2. 急性损伤　急性损伤之后未得到及时正确的治疗，受伤的组织未能彻底修复；或反复多次损伤，致使受伤的肌筋处在不断地损伤和修复过程中，继而发生肌纤维增粗变性而引起慢性腰背痛。

3. 腰曲改变　腰椎生理曲度增大，导致连接骨盆和腰椎之间的肌筋间距变长，致使该部位肌筋长期处于牵拉状态，久之肌纤维变粗并伴慢性损伤。导致腰椎曲度改变的原因诸多，如骶骨前倾或胸椎后突增大导致腰椎生理曲度增大；或者肥胖、妊娠等原因导致椎体前拉力过大等。

4. 外邪侵袭　祖国医学认为，风寒湿邪合而为痹，风为百病之长，寒主收引，湿邪阻遏气机。如果不注意防护，再加上述原因，引起腰肌劳损的概率更大。

二、临床表现

1. 腰背部疼痛或常感酸痛不适，不能长时间弯腰工作或久坐后加重，经常被迫活动腰部以缓解疼痛。

2. 疼痛呈弥散性、间断性，多在坐矮凳或沙发后症状加重，行走时多不受影响。

3. 腰椎活动多不受限，但活动不自如，不能长时间弯腰，劳累后会有牵掣不适感。弯腰稍久，便直腰困难，适度活动后症状缓解。

4. 稍有不慎即会发生急性扭伤，症状随之加重，并伴有腰部活动障碍。

5. 患者腰背部恶风畏寒，在阴雨天或久居潮湿之所症状加重。

三、诊断要点

1. 病因、发病人群　本病多为慢性发病，有外伤及劳损史；本病好发于弯腰工作者、久坐办公者、肥胖人群，各年龄均可发病。

2. 主要体征　腰背部肌肉紧张僵硬或可触及肥厚的骶棘肌，压痛不甚明显。腰椎生理曲度增大，胸椎后突或骨盆前倾。

3. 动诊、特殊检查　腰部活动多不受限；临床特殊检查一般无阳性体征。

4. 影像检查　X线检查可见腰椎退变，生理曲度改变。

四、手法治疗

1. 患者取俯卧位，医者站其旁

（1）双手自上而下按揉背腰部两侧，反复操作5~10次，透热为宜，以放松紧张僵硬的肌筋。

（2）以拇指或肘尖拨揉两侧紧张的骶棘肌3~5次。

（3）在痛点部位或阳性反应点行拇指拨揉法，以患者耐受为度，点按肝俞、胆俞、脾俞、胃俞、肾俞、大肠俞、关元俞等穴。

（4）酌情施以侧位腰椎斜扳法或俯卧胸椎冲压法，以纠正错位。

（5）拨揉臀部紧张肌筋，重点施术阳性反应点，点按环跳、秩边等穴。

（6）双手拿揉大腿后侧，点按委中、承山等穴。

2.患者取仰卧位，医者站其旁

（1）行屈膝屈髋滚腰法。

（2）拿揉大腿前侧股四头肌，点按阳陵泉、足三里等穴。

五、注意事项

避免长时间弯腰劳动及久坐等不良习惯；平时注意腰部适度活动，如拉伸练习，以增加腰部肌筋的柔韧性；同时要注意腰部保暖，促进血液循环；一旦损伤应积极治疗，避免复发，必要时应佩戴护腰或卧床休息。

第五节　臀上皮神经卡压综合征

臀上皮神经卡压综合征是指臀上皮神经在其行经途中的筋膜的出入点、骨纤维管等部位受到卡压或神经损伤、水肿、粘连而引起相应神经支配部位疼痛或麻木等症状。

臀上皮神经是感觉神经，多来源于L1~L3神经后支外侧支的皮支，分布于臀上外侧及股骨大转子区皮肤，小部分在浅筋膜中下行，可达股后部。臀上皮神经从筋膜孔穿出至皮下的行程中大部分位于软组织内，全程分为四段（骨表段、肌内段、筋膜下段、皮下段）、六点（出孔点、横突点、入肌点、出肌点、出筋膜点和入臀点），前三个固定点在腰椎后关节突、横突附近，后三个固定点在髂嵴附近，其中出孔点、横突点、入臀点均须穿过纤维骨性管道，均易发生卡压。

一、病因病机

1.传统原因　传统观点认为臀上皮神经卡压主要是力学因素、外感风寒及解剖学特点所致。长期体位不当、过度劳累及感受风寒导致肌肉紧张或痉挛，牵动筋膜，与筋膜间发生相对移位而损伤，局部炎症渗出，或者反复多次刺激，局部炎症部位粘连和瘢痕化，导致臀上皮神经通道狭窄而造成卡压。臀上皮神经在竖脊肌外侧缘穿出深筋膜后行于皮下浅筋膜，向下外跨过髂嵴"入臀点"处被骨纤维管固定，穿出至皮下分布于臀部及股后外侧皮肤，如果邻近脂肪异位此处狭窄可对其形成压迫；再加上其行经特点是转折多、角度锐、位置浅、行程长，因而成为臀上皮神经易受损伤的重要因素。

2. 骨盆失衡　一侧髋骨后旋外翻、脊椎旋扭导致臀上皮神经自"出孔点"穿出至"入臀点"这一段肌筋牵拉、紧张，常出现卡压症状；髋骨后倾时，由于髂嵴的突起处过度向后隆起，臀上皮神经卡压加重；骨盆失衡间接导致腰椎侧弯，腰椎的侧弯改变了肌筋的张力，由于臀上皮神经从筋膜孔穿出后分为六个点，这六个点在不同的张力下，往往产生多处卡压。

二、临床表现

1. 腰臀部弥漫性疼痛，尤以髂嵴中部最为明显。

2. 休息时疼痛明显，常见于单侧。

3. 疼痛性质多以麻痛为主，可放射至大腿后外侧，很少累及膝关节以下。

4. 在第 3 腰椎横突处、髂后上棘外上方（臀上皮入臀点）、髂嵴缘下有明显压痛，有时可扪及条索状硬结。

三、诊断要点

1. 病因、发病人群　本病患者多有感受风寒、劳累或腰臀部扭伤史；各年龄均可发病。

2. 主要体征　腰臀部肌肉紧张僵硬，L3 横突旁、髂后上棘外上方、髂嵴缘下压痛明显常能触及条索状物；腰椎生理曲度增大，序列偏歪或髋骨后旋。

3. 动诊、特殊检查　弯腰时症状可能加重，直腿抬高试验多为阴性，

"4"字试验可为阳性。

4.影像学检查　X线检查可见腰椎生理曲度增大、序列偏歪，双侧骨盆不对称，两髂嵴不等高。

四、手法治疗

1.患者取俯卧位，医者站其旁

（1）双手自上而下掌揉患者腰臀部软组织，反复施术3~5次。

（2）掌跟揉拨髂后上棘周围和骶骨边缘，反复施术3~5次。

（3）拨揉腰臀部紧张肌筋，重点施术条索或阳性反应物，以酸胀为宜。

2.患者取侧卧位，医者站其后

（1）自上而下拨揉骶棘肌，反复施术3~5次。

（2）拨揉臀中肌、阔筋膜张肌，推擦髂胫束。

3.髋骨后旋者，酌情选用俯卧压髂后伸法复位，腰椎序列偏歪者，酌情选用侧卧腰椎斜扳法复位。

五、注意事项

治疗期间应注意休息，日常生活中避免久坐、久站，改正坐矮板凳、跷二郎腿等不好习惯；注意保暖，避免感受风寒。

第六节　耻骨联合分离症

耻骨联合分离症是指耻骨纤维软骨联合处，因外伤、分娩、骶髂关节错缝等多种原因导致耻骨的分离、错动而致韧带松弛、撕裂，出现耻骨联合关节微小错动，所引起的耻骨联合局部疼痛或伴有活动受限等一系列症状。临床多表现为局部疼痛和下肢抬举困难、行走时疼痛加重等功能障碍。有人也称其为耻骨联合错缝。该病虽然与骶髂关节紊乱有着密切的关系，但是耻骨联合的分离、错动，是本病的主要因素。

耻骨联合是由骨盆两侧耻骨联合面借纤维软骨构成的耻骨间盘连接

而成。耻骨间盘中往往出现一裂隙，耻骨联合上下、前后均有韧带加强。正常人两耻骨之间距离约 4~5mm，对位良好。

一、病因病机

1.耻骨联合韧带薄弱　正常耻骨联合由两侧的耻骨联合面借纤维软骨连接，并有四条韧带（耻骨上韧带、耻骨弓状韧带、耻骨前韧带、耻骨后韧带）加强和固定。但是，这四条韧带都较为薄弱，对耻骨联合的固定作用较弱。当薄弱的骨盆受到撞击或者从高处坠落时，很容易导致耻骨联合分离、错动。

2.骨盆失衡　骨盆由两块髋骨和一块骶骨组成，在骨盆的三个关节中没有很好的稳定装置，而且任意两关节之间又缺乏肌肉固定；当长时间保持跷二郎腿、斜靠在椅子里等不良坐姿时，骨盆的三个关节受力不均匀就会导致关节错动，影响耻骨联合关节。

3.孕产妇损伤　妊娠期妇女卵巢通常分泌"松弛素"，能使构成骨盆关节的纤维软骨和韧带变得松弛，再加上胎儿重量大，向下压迫耻骨，使耻骨承受来自盆腔内的张力，容易导致两侧耻骨分离或错动；在生产过程中，阴道助产中不适当的强力牵拉，如在臀位牵引后出头困难时使用产钳，或者孕妇腿分开过大等原因导致耻骨联合分离过大，难以恢复到正常位置；在生产时以及生产后，产程过长，耻骨联合分开时间过长，导致固定耻骨联合的韧带劳损，收缩无力，不能使耻骨联合复位。

二、临床表现

大部分病例存在不同程度的耻骨联合部疼痛。多在翻身或行走时疼痛，卧床休息可缓解；疼痛有时可累及腰背部或伴有下肢放射性疼痛。

三、诊断要点

1.病因、发病人群　本病多见于女性，一般与骨盆失衡或分娩有密切关系。

2.主要体征　耻骨联合处压痛，可触及条索状物；耻骨联合分离或前后上下对位不良，两侧髂后上棘不等高，骶髂关节附近压痛或可扪及条索状物。

3.动诊、特殊检查　髋关节外展、外旋活动受限，骨盆分离试验、"4"字试验均可出现阳性。

4.影像学检查　X线检查可排除骨盆骨折、结核、肿瘤病史；耻骨联合缝隙宽＞10mm，或者两侧耻骨联合不等高或前后错位。B超可见耻骨联合缝隙宽＞10mm，左右错合差度≥5mm。

四、手法治疗

1.患者取俯卧位，医者站其旁

（1）双手自上而下按揉腰骶部两侧3~5次，以放松肌肉。

（2）双拇指拨揉腰骶部及两侧臀肌，反复施术3~5次；点按大肠俞、关元俞、秩边、胞肓及阿是穴。

（3）拿揉下肢后侧，点按殷门、承扶、委中穴。

2.患者取仰卧位，医者站其旁

（1）掌揉或指揉耻骨联合处压痛点，以患者能耐受为度。

（2）拿揉大腿前侧，点按足三里、阳陵泉等穴。

3.耻骨联合分离者，酌情使用仰卧牵腿压耻法、侧卧压髋合缝法；耻骨联合上下错动者，酌情使用仰卧床边整复法；耻骨联合前后错动者，酌情使用仰卧屈髋内旋法。

五、注意事项

手法治疗后，虽然症状消失，仍需要卧床休息一段时间，避免复发。骨盆分离者可以配合骨盆带固定。

第七节　弹响髋

弹响髋是指髋关节在主动和（或）被动伸屈活动时，出现听得见或感觉得到的响声。这种弹响往往是自发出现，多发生于单侧，也可双侧同时出现，多在运动初期弹响剧烈，运动几次响声可消失，也可以发展到走一步响一声的严重程度，但一般无疼痛。患者就诊时多无疼痛和活动受限，但可触及或听到弹响。多以听到弹响有恐惧感而就诊。

弹响髋临床一般可以分为以下四种类型：外源性弹响髋、内源性弹响髋、关节内弹响髋和后侧型弹响髋。

外源性弹响髋：是髂胫束肌腱与股骨大转子产生摩擦，当髋关节处于中立位时，某种原因致使髂胫束在股骨大转子后侧，髋关节屈曲时髂胫束收缩，大转子后移，此过程可引发弹响。

内源性弹响髋：是髂腰肌的肌腱在髂耻隆凸和股骨头上方的摩擦，完全屈髋时，髂腰肌肌腱位于髂耻隆凸外侧，随髋关节伸直，髂腰肌腱向内侧移位，直到髂耻隆凸内侧，此过程可引发弹响。

关节内弹响髋：儿童常见，由于股骨头在髋臼的后上方边缘轻度自发性移位而造成，大腿突然屈曲和内收则发生弹响，日久可变成习惯性弹响。

后侧型弹响髋：后侧型弹响髋是股二头肌长头腱在坐骨结节处反复滑动引起的。

本节将重点介绍外源性弹响髋，即髂胫束摩擦股骨大转子引起的弹响。

一、病因病机

1.骨盆后倾　骨盆后倾时，髂嵴会相对向后上方移位，这时，拉长了髂嵴与股外侧髁的距离。而髂胫束上方起自髂嵴外唇，下方止于胫骨外侧髁。因而骨盆后倾拉长了髂胫束的肌间距，使髂胫束紧绷，在此状态下，髂胫束被迫牵拉到股骨大转子的后侧，所以在屈髋时，紧绷的髂胫束就要从股骨大转子后外侧滑行到前侧，发生弹响。在滑行的过程中，大转子对髂胫束进行了松解，所以多在运动初期弹响。

2.臀肌病变　劳损、外伤或外感六淫等原因导致臀大肌痉挛或挛缩，而髂胫束后部纤维为臀大肌肌腱的延续部分。所以臀大肌肌纤维牵拉髂胫束后缘，使髂胫束过度紧张并后移，严重者可跨过股骨大转子。髋关节屈曲时，大转子后移，此过程可引发弹响。

3. 大转子异常改变　有时大转子肥大成骨突或有软骨瘤，髂胫束在其上滑动而产生弹响；或是由于髂胫束后缘或臀大肌腱的前缘增厚，在髋关节屈曲、内收或内旋时，上述组织滑过大转子的突起而发生弹响。反复发作后，可因增厚组织的刺激而发生大转子部位的滑囊炎，产生疼痛。

二、临床表现

1. 患者髋部多无疼痛，髋关节活动时有弹响，弹响时伴有恐惧感。

2. 触诊时，常可触及紧张的髂胫束。髋关节屈伸时，可以触到髂胫束纤维带在股骨大转子上前后滑过，并伴有弹跳现象。

三、诊断要点

1. 病因、发病人群　多因姿势不良导致髂骨后旋，引起髂胫束的紧张；劳损、肌肉注射药物或外感风寒等诱因引起臀部肌肉挛缩；各年龄均可发病，通常隐匿性发病。

2. 主要体征　腰骶部常可触及压痛，臀部可触及紧张的条索；通常可见髂骨后旋、患侧下肢内旋。

3. 动诊、特殊检查　腰椎活动度可无明显异常改变。Ober 氏征阳性（Ober 氏征：检查时患者取健侧卧位，健侧在下并屈膝屈髋，保持腰椎挺直，检查者一手握住患肢踝部，患侧膝关节屈曲至 90°，另一手固定骨盆。正常时，膝关节下落触及床面，如不能下落至床面或触及健肢，则提示髂胫束挛缩）。

4. 影像学检查　X 线可见双侧髂骨不对称，两髂嵴不等高，两闭孔不等大，并常伴有腰椎侧弯或旋转。

四、手法治疗

1. 患者取俯卧位，医者站其旁

（1）双手掌自上而下按揉患者腰臀部软组织，反复施术 3~5 次。

（2）拇指或肘尖拨揉髂后上棘周围和骶骨边缘，反复施术 3~5 次。

（3）拨揉腰臀部紧张肌筋，重点施术条索或阳性反应物，以酸胀为宜。

2.患者取健侧卧位，屈髋屈膝，医者站其后

（1）用拇指或肘尖拨揉臀大肌、臀中肌、阔筋膜张肌，重点施术阳性反应物；点按环跳、秩边、巨髎穴。

（2）掌推法或前臂滚法施术于大腿外侧髂胫束，反复施术 3~5 次；点按风市、膝阳关、阳陵泉。

（3）髋骨后旋者，酌情选用俯卧压髂后伸法整复。

3.患者取仰卧位，医者站其旁

双手拿揉大腿前侧，自上而下 3~5 次；行髋关节摇法。

五、注意事项

嘱患者不要总是做屈髋动作，不要太关注弹响，应注意坐姿，适当运动、避免感受风寒。

第八节　尾骨痛

尾骨痛是指外伤、劳损等导致的尾骨周围疼痛，患者多不能坐硬板凳或坐起时疼痛加重。

一、病因病机

1.腰椎生理曲度改变　正常情况下，腰椎存在一个向前的生理曲度，但此生理曲度不应该过度向前，有些患者由于姿势不良等原因使腰椎曲度过度增大，为了代偿这种情况，迫使骶椎出现前倾错位，导致尾骨向后翘起。正常情况下，尾骨不会触到凳子，但在这种病理情况下，尾骨与凳面直接接触，就会导致尾骨痛。

2.骨盆后倾　长期的坐姿不良，比如经常瘫在椅子里，导致骨盆整体后仰，这时与凳子相接触的不仅仅是坐骨结节，尾骨背面也参与了着力。尾骨的背面没有肌肉附着，所以在这种情况下，来自凳面的反作用力没有被其他组织吸收，而是全部落在了尾骨背面，因而产生疼痛。

3.其他因素　尾骨由 3~5 块椎骨融合而成，通常向前成角，角度大小不等，尾骨后方缺少拮抗肌的牵拉，当突然跌倒尾骨部着地时，由于强大的反作用力，尾骨向前移位，此时附着于尾骨周围的韧带受到牵拉，产生疼痛；女性生产过程中，初产、难产或助产人员的操作粗暴，容易出现产伤，导致尾骨疼痛。

二、临床表现

1.尾部疼痛是主要症状，坐硬板凳、咳嗽或排便时疼痛加剧。

2.骶尾关节局部及邻近软组织压痛，是常见的体征。

三、诊断要点

1.病因、发病人群　本病在各年龄段均可发病，女性多于男性。

2.主要体征　尾骨周围肌肉紧张或伴有条索状物，骶骨前倾者可以摸到凸起的尾骨。

3.动诊、特殊检查　腰椎活动多不受影响，临床特殊检查一般无阳性体征。

4.影像学检查　X 线可见腰椎生理曲度改变，骶尾骨不同程度前倾或后仰。

四、手法治疗

1.患者取俯卧位，医者站其旁

（1）双手自上而下掌揉患者腰臀部软组织，反复施术 3~5 次。

（2）拇指或肘尖揉拨髂后上棘周围及骶骨边缘，反复施术 3~5 次；点按八髎、秩边等穴。

（3）拇指弹拨骶结节韧带，反复施术 3~5 次。

（4）双手拿揉下肢后侧，反复施术 3~5 次；点按委中、承山。

2.患者取侧卧位，医者站其后

（1）自上而下拨揉骶棘肌，反复施术 3~5 次。

（2）肘（或指）拨揉股骨大转子周围肌肉附着点，点按风市、阳陵泉穴。

3. 复位手法：骶骨前倾者，采用俯卧垫枕压骶法；骨盆后倾者，分别做两侧改良斜扳法复位。

五、注意事项

改变坐姿，尽量用大腿坐，减少臀部承重。必须臀部坐时，可以使用中间有凹陷的坐垫，将痛处腾空，防止受压。

第九节　股外侧皮神经卡压综合征

股外侧皮神经卡压综合征是指股外侧皮神经在途经之处受到某种原因卡压引起的一系列症候群，主要表现为患肢大腿前外侧感觉异常，多为疼痛或麻木，其位置多模糊，没有明确的界限。

股外侧皮神经来自 L2/L3 脊神经前支的后股，出现于腰大肌外侧缘，经髂肌前面，在髂前上棘内侧的近旁，穿腹股沟韧带深面，经股外侧骨纤维管至股部。该骨纤维管为腹股沟韧带的外侧端两层之间的一个狭窄性裂隙。此管入口大，出口小。股外侧皮神经可在缝匠肌的前面或后面，或穿该肌上部后分为前、后两支。后支在髂前上棘下 5cm 处穿出阔筋膜，分布于大腿外侧皮肤；前支在阔筋膜的深面下行，于后支穿出点下 5cm 处穿出深筋膜至浅筋膜内，分布于大腿前侧皮肤，司该部皮肤的感觉。

股外侧皮神经在越过腹股沟韧带时有以下几种变异情况：

①在髂前上棘内侧通过腹股沟韧带深面，并在该骨棘的下方穿出阔筋膜后分成两支至皮下。

②跨过髂前上棘表面甚至骨棘的外侧至股部。

③在盆腔内即分为内、外二支，内侧支较小，往往通过腹股沟韧带中 1/3 深面至股部。

④通过腹股沟韧带中部深面至股部，有时位于股神经前方。

由于股外侧皮神经的分支不同，临床症状比较复杂，上述四种不同的分支都有可能因不同原因导致卡压。

一、病因病机

1. 骨盆失衡　骨盆在正常位置时，起止于骨盆的肌筋舒张适宜。某种原因破坏了骨盆的平衡导致髋骨后旋时，阔筋膜被牵拉得更长、更紧，从而导致该肌肌张力增高，压迫在此穿行的股外侧皮神经，产生诸多症状；而且，在此情况下，部分患者缝匠肌、股直肌也被拉长、拉紧，所以在髂前的分支也会受到卡压，并产生相应症状。

2. 体态不当　在日常生活中，一些老年患者因骨关节退变等原因导致骨盆整体后倾，走路时屈膝、弓腰、驼背。在此情况下，阔筋膜张肌长期紧张，甚或肥厚，因此会卡压股外侧皮神经。

3. 其他原因　外伤或血友病导致的髂腰肌筋膜内血肿可引起本病；股外侧皮神经在出骨盆入股部有一成角，当肢体活动、体位不当时，神经受到持续性牵拉、摩擦、挤压等，造成局部组织水肿、瘢痕形成，亦可引起神经卡压。

二、临床表现

1. 大部分患者无明显外伤史，但可以有不经意的腰臀部闪伤、扭伤史，女性多见。

2. 患侧臀部疼痛，呈刺痛、酸痛或撕裂样痛，急性期疼痛较剧烈，且有大腿窜痛，通常超过膝部，有下肢麻木、疼痛症状，疼痛区域模糊，没有明显的分布界线。

3. 患者常在坐起时（改变姿势时）感觉腰腿部不适、疼痛加重，或不能直接坐起。

三、诊断要点

1. 病因、发病人群　多发于腰臀腿痛患者，女性多于男性。

2. 主要体征　髂前上棘内下方压痛、阔筋膜张肌肌力增高。患者无运动障碍、肌萎缩和深感觉障碍。

3. 动诊、特殊检查　一般无阳性体征。

4. 影像学检查　X 线可见骨盆后倾，余无明显意义。

四、手法治疗

1. 患者取俯卧位，医者站其旁

（1）双手自上而下按揉腰骶部两侧 3~5 次，以放松肌肉。

（2）以拇指或肘尖拨揉腰骶部条索或阳性反应点，点按命门、关元俞、大肠俞。

（3）在臀部痛点或阳性反应处行拇指拨揉法，以患者能耐受为度。

（4）双手拿揉下肢后侧，反复施术 3~5 次。

2. 患者取健侧卧位，医者站其后

用拇指或肘尖拨揉臀大肌、臀中肌、阔筋膜张肌，点按居髎穴、风市穴。

3. 患者取仰卧位，患肢屈髋屈膝，医者站其患侧

拇指弹拨缝匠肌肌腱，反复 3~5 次。

4. 酌情施以侧位腰椎斜扳法或俯卧压髂伸髋法，以纠正错位

五、注意事项

骨盆失衡多为平日生活姿势不当所致，患者平日应注意端正姿势，去掉导致骨盆失衡的不良习惯。不宜穿过紧的衣裤。

第十节　痛经

痛经为最常见的妇科疾病之一，是指经前、经期、经后出现周期性下腹部及腰骶部疼痛、坠胀，伴有腰酸或其他不适，甚至难以忍受，影响工作及日常生活。痛经可分为功能性痛经和器质性痛经两种，前者常始于月经初潮或初潮不久，又称原发性痛经；后者可由子宫内膜异位症、盆腔炎、子宫肌瘤或宫内节育器等引起，又称继发性痛经。

祖国医学对痛经有着丰富的治疗经验，有关痛经的记载始见于《金

匮要略·妇人杂病脉证并治》，云："带下，经水不利，少腹满痛，经一月再见。"但是临床观察发现，部分痛经患者病情久治不愈、反复发作与骨盆病变有着密切的联系。

一、病因病机

1. 传统原因　祖国医学认为痛经多由情志不调，肝气郁结，血行受阻；或经期受寒饮冷，坐卧湿地，冒雨涉水，寒湿之邪客于胞宫，气血运行不畅；或脾胃素虚，或大病久病，气血虚弱；或禀赋素虚，肝肾不足，精血亏虚，加之行经之后精血更虚，胞脉失养而引起。《景岳全书·妇人规》云："经行腹痛，证有虚实。实者，或因寒滞，或因血滞，或因气滞，或因热滞；虚者，有因血虚，有因气虚。然实痛者，多痛于未行之前，经通而痛自减；虚痛者，于既行之后，血去而痛未止，或血去而痛益甚。大都可按可揉者为虚，拒按拒揉者为实。有滞无滞，于此可察。但实中有虚，虚中亦有实，此当于形气禀质兼而辨之，当以察意，言不能悉也。"

2. 骨盆失衡　骨盆失衡导致痛经主要有以下两方面原因：

①固定子宫的韧带有子宫主韧带、骶子宫韧带、子宫阔韧带、子宫圆韧带四对。它们分别起自骨盆的内壁，止于子宫的不同位置，有固定子宫的作用。当骨盆失衡时，子宫的位置发生不规则地扭转或位移，导致宫颈狭窄等，可使经血流通不畅，造成经血潴留，从而刺激子宫收缩，引起痛经。

②经期子宫内膜能合成并释放大量前列腺素，刺激子宫收缩引起痛经。骨盆失衡导致腰丛和骶丛的神经在走行过程中受到牵拉或挤压，从而刺激子宫内膜血管，使血中前列腺素含量进一步升高，加重痛经的症状。

二、临床表现

1. 本病以青年妇女为多见，常在初潮后六个月到两年内发病。伴随月经的周期规律性发作，以小腹、腰骶部疼痛为主要症状。

2.疼痛可在月经前、经期中或月经后出现，一般有规律性，持续2~3日后可自行缓解。

3.疼痛剧烈时患者脸色发白，出冷汗，全身无力，四肢厥冷，或伴有恶心、呕吐、腹泻、尿频、头痛等症状。

4.妇科检查常无异常发现。

三、诊断要点

1.发病人群　本病以青年妇女为多见。

2.病因　本病多为久行久坐、坐姿不正、情志不调、外感寒凉、脾胃虚弱、肝肾亏虚等因素致病。

3.主要体征　临床查体通常可见患者腰椎生理曲度改变和序列异常；两侧髂后上棘不对称；腰椎棘突两侧压痛明显；梨状肌、臀中肌体表投影常可触及阳性反应物。

4.动诊、特殊检查　"4"字试验多为阳性，腰椎被动活动多不受影响。

5.影像学检查　X线可见腰椎生理曲度不同程度改变，序列欠佳；两髂嵴不等高，闭孔大小不对称；B超可排除器质性病变。

四、手法治疗

1.患者取俯卧位，医者站其旁

（1）双掌自上而下按揉患者腰骶部软组织，反复施术3~5次。

（2）以拇指或肘尖拨揉腰骶部条索或阳性反应点，点按膈俞、肝俞、脾俞、肾俞及八髎穴。

（3）拿揉下肢后侧，反复施术3~5次；点按阴陵泉、三阴交。

2.患者取仰卧位，医者站其旁

拿揉下肢前侧，反复施术3~5次；点按血海、足三里。

3.根据腰椎及骨盆失衡的具体情况酌情选用适当的骨盆整复手法。

五、注意事项

痛经伴有腰骶部疼痛，经检查有腰骶部病变者可以通过矫正骨盆治疗。手法治疗多在经前，行经期间根据具体情况酌情施予手法。同时嘱患者养成良好的生活习惯，杜绝久行久坐、跷二郎腿等不良习惯，注意经期卫生，经期避免重体力劳动、剧烈运动和精神刺激，防止受凉、过食生冷。

参考文献

[1] 庞继光 . 针刀医学基础与临床 [M]. 深圳：海天出版社，2012.

[2] 罗才贵 . 推拿治疗学 [M]. 北京：人民卫生出版社，2001.

[3] 柳登顺，吴军，徐继香 . 实用颈腰肢痛诊疗手册（第 3 版）[M]. 郑州：河南科学技术出版社，2014.

[4] 张浩，陈述 . 骶髂关节错动的诊断与手法治疗 [M]. 广州：广东科技出版社，1992.

[5] 邵福元，邵华磊 . 颈肩腰腿痛应用检查学 [M]. 郑州：河南科学技术出版社，2002.

[6] 钟士元 . 脊柱相关疾病治疗学（第 3 版）[M]. 广州：广东科技出版社，2011.

[7]（英）詹姆斯·厄尔斯 . 行走的天性——运动中的肌筋膜和身体 [M]. 张少强，苗振，译 . 北京：北京科学技术出版社，2018.

[8]（日）西园寺正幸 . 图解骨盆矫正压揉法 [M]. 哈尔滨：黑龙江科学技术出版社，1987.

[9] 丁自海 . 推拿按摩的解剖学基础（第 4 版）[M]. 山东科学技术出版社 .2014.4

[10] 孙树椿，赵文海 . 中医骨伤科学 [M]. 北京：中国中医药出版社，2005.

[11] 苏佳灿，张青才 . 骨盆骨折的生物力学研究 [J]. 中国临床康复，2004（32）：7250-7251

图书在版编目（CIP）数据

骨盆平衡技术 / 齐鸿，邓宁主编. --北京：华夏出版社，2023.5
ISBN 978-7-5080-9763-3

Ⅰ.①骨… Ⅱ.①齐… ②邓… Ⅲ.①骨盆－骨疾病－诊疗

Ⅳ.①R681.6

中国版本图书馆 CIP 数据核字（2019）第 093776 号

骨盆平衡技术

主　　编	齐　鸿　邓　宁	
责任编辑	梁学超　辛　悦	
出版发行	华夏出版社有限公司	
经　　销	新华书店	
印　　刷	三河市万龙印装有限公司	
装　　订	三河市万龙印装有限公司	
版　　次	2023 年 5 月北京第 1 版	
	2023 年 5 月北京第 1 次印刷	
开　　本	670×970　　1/16	
印　　张	12.25	
插　　页	4	
字　　数	190 千字	
定　　价	59.80 元	

华夏出版社有限公司　地址：北京市东直门外香河园北里 4 号　邮编：100028
网址：www.hxph.com.cn　电话：（010）64663331（转）
若发现本版图书有印装质量问题，请与我社营销中心联系调换。